DOCTEUR H. SIROT

CONTRIBUTION A L'ETUDE

DES

Communications

Fistuleuses

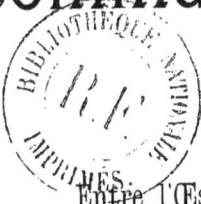

Entre l'Œsophage et les Voies aériennes

Contribution à l'Étude

DES

Communications Fistuleuses

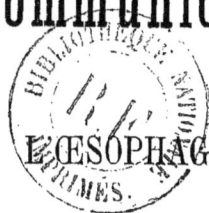

ENTRE

L'ŒSOPHAGE ET LES VOIES AÉRIENNES

PAR

Le Docteur Henri SIROT

ÉLÈVE DE L'ÉCOLE DU SERVICE DE SANTÉ MILITAIRE

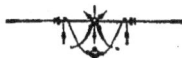

LYON

IMPRIMERIE Paul LEGENDRE & Cie

Ancienne Maison A. WALTENER

14, rue Bellecordière, 14

1899

Au terme de notre scolarité médicale nous sommes heureux de payer nos dettes de reconnaissance à tous ceux qui nous ont guidé de leurs conseils, encouragé de leur sympathie.

Nos remerciements iront tout d'abord à M. le Professeur agrégé Gangolphe, l'initiateur de notre travail inaugural ; nous avons à cœur de l'assurer de notre vive gratitude et du souvenir impérissable que nous garderons des leçons si avisées du clinicien, de la maîtrise de l'opérateur, de la probité du savant et du chirurgien.

M. le professeur Pollosson a bien voulu accepter la présidence de notre thèse. C'est un grand honneur auquel nous sommes très sensible et dont nous le remercions. Nous n'oublierons pas non plus l'accueil charmant que nous a réservé M. le docteur Garel. A l'Ecole du Service de Santé militaire nous avons rencontré bien des marques d'intérêt : M. le Médecin Inspecteur et Mme Kelsch nous ont toujours accueilli avec une amabilité inépuisable ; nous tenons tout particulièrement à leur affirmer notre respectueuse reconnaissance.

Merci enfin à tous nos chefs, à M. le Médecin-Major Marcus qui nous a toujours témoigné beaucoup de bienveillance; merci à tous nos camarades et surtout aux docteurs Mordant et Pigeon, dont l'affectueuse sympathie et l'amitié précieuse n'ont pas peu contribué à dorer ces trois années passées à l'Université de Lyon.

Auprès de notre oncle et de notre tante nous avons trouvé, en de douloureuses circonstances, une nouvelle et tendre famille; c'est une dette perpétuelle dont nous leur sommes redevable.

Que ce faible travail soit pour eux le premier gage de notre affection et de notre reconnaissance toute filiales.

H. S.

INTRODUCTION ET HISTORIQUE

Pendant notre stage hospitalier dans le service de M. le professeur agrégé Gangolphe, nous avons eu l'occasion de voir un malade qui nous a vivement intéressé, et qui était porteur de l'affection qui fait le sujet de cette modeste étude. Nous avons recherché dans la littérature médicale les cas de même nature, et nous avons eu l'idée d'en faire la synthèse dans notre travail inaugural.

Les cas de perforation de l'œsophage qui aboutissent à mettre en communication ce conduit avec les voies aériennes ne constituent pas absolument une rareté, et il ne se passe guère d'année, qu'un ou deux cas nouveaux ne viennent enrichir la science. C'est ainsi qu'au cours de nos recherches bibliographiques il nous a été possible de réunir le chiffre considérable de 143 observations, dont, malheureusement, beaucoup manquent de détails circonstanciés.

L'existence de l'affection que nous nous proposons d'étudier est certainement connue depuis longtemps, mais sa description, son étude clinique et anatomique ne datent que de ce siècle,

La plus ancienne observation que nous ayions rencontrée, est une observation en latin de Wolcamer (Misc. cur. anni 1671), qui n'est, d'ailleurs pas absolument claire, et où il semble y avoir eu une communication entre l'œsophage et le poumon gauche. Viennent ensuite les observations intéressantes et souvent citées de Keir (1784), Bleuland (1785), Moutard-Martin (1811), Hay (1824).

Il faut arriver jusqu'à Mondière pour voir l'étude des affections de l'œsophage entrer dans une voie scientifique. Cet auteur est le véritable fondateur de la pathologie œsophagienne. Jusqu'à lui, l'histoire des malades de cette partie sus-diaphragmatique du tube digestif était restée pour ainsi dire dans l'enfance, si surtout on la compare à la richesse des données déjà acquises sur les maladies de l'estomac et de l'intestin. Dans sa thèse inaugurale (Paris 1829), dans ses nombreux articles parus dans les *Archives générales de Médecine* de 1830 à 1833, il ne cesse d'apporter des matériaux nouveaux à la question ; il crée les œsophagites, il décrit les ulcérations et perforations de l'œsophage, il étudie les accidents qu'y détermine le séjour des corps étrangers.

Vers la même époque (1833), Grisolle publie un cas de cancer de l'œsophage avec gangrène du poumon et fistule œso-pulmonaire. Ce cas fut discuté, à la Société anatomique de Paris par Chassaignac, et servit de base à la thèse de Vincent.

Mais c'est Vigla qui, le premier, en 1846, fit une étude d'ensemble de la question qui nous occupe dans un important mémoire paru dans les *Archives*

générales de Médecine. Il réunit tous les cas publiés
jusqu'à lui de communication entre l'œsophage et
les voies aériennes, et établit les principaux points
de l'histoire de cette curieuse affection. Sa statistique était malheureusement très restreinte : il ne
connaissait que trois cas de perforations œso-bronchiques et aucun de perforation œso-trachéale.
Son travail porte donc presque uniquement sur les
fistules œso-pulmonaires, qu'il a décrites avec
talent, malgré l'insuffisance des documents qu'il
possédait. « Il divise les fistules en trois catégories :
conduit fistuleux, poche intermédiaire, communication directe. Il insiste sur la fréquence des lésions
du poumon droit, et la raison qu'il en donne et que
nous adoptons pleinement, c'est que, dans le média-
tin postérieur, l'œsophage proémine plus à droite
qu'à gauche. Par induction, il devine que les fistules
œso-trachéales doivent être fréquentes » (Lacour).

Depuis Vigla, aucune étude complète de la question n'a été faite : les matériaux abondent, mais
sont épars. Chaque cas nouveau est publié isolément et discuté aussi isolément, quand il l'est. Nous
devons cependant signaler les noms suivants :

En 1864, Béhier, dans ses cliniques de la Pitié sur
les maladies de l'œsophage, parle incidemment des
complications fistuleuses qui en résultent.

En 1877, Luton fait, dans le Dictionnaire de Jac-
coud, un article extrèmement documenté sur les
maladies de l'œsophage, et consacre un chapitre
spécial aux déchirures, perforations et fistules de
ce conduit.

En 1878, Zenker, dans le « Ziemssens Handbuch », réunit de même, dans un article parfait, les connaissances acquises sur la pathologie de l'œsophage et donne une statistique très étendue des perforations fistuleuses que peut présenter cet organe.

En 1881, M. Lacour, dans une thèse importante sur le cancer de l'œsophage (Paris), traite, à propos des complications de cette maladie, la question des différentes communications anormales qui peuvent résulter de l'évolution du néoplasme.

M. Ganzinotty, en 1886, dans une brochure publiée à propos d'un cas d'épithélioma œsophagien ayant perforé la trachée, reprend, en la résumant d'une façon excellente, la question qui fait l'objet de ce modeste travail.

En 1887, enfin, Martius décrit dans les « Charité-Annalen », une nouvelle méthode de diagnostic, véritablement ingénieuse, peut-être même un peu subtile, qu'il développe longuement, et que nous aurons à discuter à la fin de notre chapitre symptomatologique.

Notre but a été de réunir ces nombreux matériaux, dispersés dans la littérature de ce siècle, et de dégager de leur ensemble un certain nombre de données qui peuvent être considérées comme définitivement acquises, espérant que le rapprochement des nombreux cas publiés sera de nature à mieux faire ressortir certains points importants sur lesquels nos devanciers n'ont peut-être pas suffisamment insisté.

Nous avons fait de nombreux emprunts, pour la

partie anatomique et thérapeutique de la question, au remarquable article que M. le professeur agrégé Gangolphe a fait paraître dans le *Traité de Chirurgie* de Delbet et le Dentu.

Notre intention n'est pas d'étudier d'une façon complète la question des communications fistuleuses de l'œsophage avec les voies aériennes.

Ce serait une œuvre trop vaste pour nous et au-dessus de nos forces. C'est volontairement que nous avons laissé dans l'ombre la partie anatomo-pathologique du sujet, qui ne donne pas lieu à beaucoup de considérations générales. Nous nous sommes enfin décidés, après mûre réflexion, à ne reproduire *in extenso* qu'un nombre très restreint d'observations qui nous ont semblé plus particulièrement intéressantes. Nous nous sommes contenté de résumer plus ou moins brièvement les autres cas dans l'index bibliographique placé à la fin de ce travail, et où l'on trouvera, à propos de chaque observation, les renseignements étiologiques ou nécropsiques les plus importants.

Nous nous sommes donc surtout attaché à l'étude symptomatologique et physiologique de l'affection, ainsi qu'à l'établissement de statistiques qui sont, croyons-nous, les plus étendues qu'on ait publiées jusqu'ici.

CHAPITRE PREMIER

ETIOLOGIE

L'étiologie des communications fistuleuses entre l'œsophage et les voies respiratoires est des plus complexes. Très rarement idiopathiques, elles surviennent habituellement à titre de complication dans le cours d'affections œsophagiennes, trachéales ou des parties interposées entre l'œsophage et l'appareil respiratoire, c'est-à-dire le tissu cellulaire de la région inférieure du cou et celui du médiastin postérieur, ainsi que leurs dépendances ganglionnaires.

Les fistules trachéo-œsophagiennes peuvent se présenter comme malformation congénitale ou comme lésion acquise. Les malformations congénitales ne seront étudiées que très brièvement dans ce travail, et seulement pour mémoire, car, si au point de vue purement théorique elles offrent un intérêt très réel pour fixer certaines données embryogéniques, leur importance est absolument nulle au point de vue de la pratique chirurgicale, car ces cas tératologiques sont au-dessus des ressources de l'art, et incompatibles avec la vie extra-utérine.

FISTULES CONGÉNITALES.

Les abouchements anormaux de l'œsophage dans la trachée peuvent se présenter sous un assez grand nombre de variétés, qu'on peut cependant rapporter aux deux types principaux suivants :

1° Œsophage complet dans toute sa longueur, mais présentant à la face antérieure une fissure s'ouvrant dans la trachée.

2° Œsophage interrompu dans son trajet, c'est-à-dire coupé en deux tronçons dont l'un se termine en cul-de-sac et dont l'autre (généralement l'inférieur) s'ouvre dans la trachée.

L'embryologie permet facilement d'expliquer la production de ces monstruosités. On sait que, primitivement, la trachée et l'œsophage sont représentés par un canal unique, l'intestin pharyngien. « En arrière de l'ébauche impaire de la glande thyroïde, dit M. Lefour discutant un de ces cas d'abouchements anormaux dans le *Bulletin Médical* de 1896, se forme, de chaque côté de l'intestin pharyngien, un sillon de séparation et un bourrelet latéral qui, progressant vers son congénère du côté opposé, finit par se souder avec lui, séparant dès lors le tube pharyngien primitif en deux tubes secondaires, l'un postérieur, c'est l'œsophage, l'autre antérieur, s'ouvrant dans le premier (carrefour pharyngien), et qui

sera la trachée. Voilà le développement normal ; mais que les deux bourrelets latéraux qui
prennent naissance sur les côtés du tube pharyngien
se développent incomplètement, qu'ils n'arrivent pas
au contact, la portion antérieure et la portion postérieure de l'intestin pharyngien,c'est-à-dire la trachée
et l'œsophage, communiqueront entre eux. »

Nous n'insisterons pas d'avantage sur ce sujet,
que nous n'avons voulu que mentionner.

FISTULES ACQUISES.

En nous plaçant à un point de vue tout à fait général, nous pouvons établir les distinctions fonda-
mentales suivantes parmi les différentes causes
que les auteurs ont invoquées pour expliquer la
production des communications pathologiques acquises de l'œsophage avec les voies aériennes.

α) La perforation est due à une cause mécanique.

ε) La perforation est due à l'évolution d'un processus inflammatoire aigu ou chronique, processus
dont la cause peut être purement locale ou dépendre
d'un état général d'infection.

γ) La perforation est le résultat de l'évolution d'un
néoplasme.

Perforations dues à des causes mécaniques. — En
nous plaçant à un point de vue strict, nous ne de-
vrions comprendre sous ce titre que les traumatismes au sens vulgaire du mot, c'est-à-dire les cas
où la perforation résulte immédiatement, et *d'une*

façon directe, de l'action d'un corps vulnérant. Nous y rangerons, cependant, pour plus de commodité et pour simplifier, les fistules qui reconnaissent pour cause le séjour d'un corps étranger qui, bien qu'agissant d'une façon mécanique, c'est-à-dire par pression, n'arrive à produire la perforation que par l'intermédiaire des *ulcérations* qui prennent naissance aux points plus particulièrement comprimés. Le traumatisme est ici, en quelque sorte, chronique.

Traumatismes proprement dits. — Nous ne connaissons pas de cas bien nets où un traumatisme ait produit la complication qui nous occupe.

Voici, cependant, quelques faits intéressants qui montrent la possibilité de ce mécanisme. Et, tout d'abord, distinguons les cas où le corps traumatisant agit de l'extérieur vers l'intérieur et ceux où il agit de l'intérieur vers l'extérieur.

Dans la première catégorie, nous trouvons le fait suivant rapporté par Vigla.

Dans une observation de Harderus (Misc. cur., 1690), il est dit qu'un jeune homme de 22 ans reçut à la guerre une balle de mousquet à la partie inférieure de la région dorsale. Les efforts de toux firent sortir par la plaie *quelques grains de riz* qu'il avait avalés à son dernier repas.

Il guérit de sa blessure et ne mourut qu'un an et demi après. A l'autopsie, le poumon droit présentait des adhérences solides au diaphragme et au médiastin ; la balle de plomb était retrouvée enkystée dans le lobe supérieur, et sa trace pouvait être suivie

dans le tissu pulmonaire depuis la cicatrice extérieure. La perforation de l'œsophage n'avait pas
laissé de traces.

Il y a évidemment eu, là, au moment du traumatisme, une communication établie entre l'œsophage
et le poumon droit.

Dans un cas de Sawtelle (*Boston med. Journ.*, 1872),
il est dit qu'une balle, entrée du côté gauche, au-dessus de la clavicule, passa *entre l'œsophage et la
trachée* et vint se loger dans le côté droit du cou où
elle séjourna six ans et demi. Mais, chose étrange,
aucun de ces deux conduits ne fut blessé par le passage du projectile.

On a signalé des plaies longitudinales de l'œsophage dans le cas de trachéotomies malheureuses.

Parmi les perforations traumatiques opérées de
dedans en dehors, nous trouvons le fait suivant :

Dans le tome IV, des *Annales de la Société des
Sciences d'Orléans*, on peut lire l'histoire d'un indi-
vidu affecté de cancer de l'œsophage sur lequel on
pratiqua le cathétérisme de ce conduit. La sonde,
perçant les parois de l'organe, se fourvoya dans le
poumon gauche. Pour s'être faite dans un tissu
pathologique, la perforation, dans ce cas, n'en
est pas moins une perforation traumatique.

Mais laissons ces cas qui ne constituent que des
raretés sans grande importance clinique, et arrivons
à ceux que nous avons, d'une façon peut-être un
peu hasardée, qualifiés du nom de traumatismes
chroniques. Nous voulons surtout parler des corps

étrangers ; ceux-ci offrent un intérêt chirurgical tout particulier.

Nous n'avons rencontré que deux cas où un corps étranger de la trachée ait déterminé une perforation œso-trachéale. Et, encore, a-t-on le droit de dire un corps étranger? Nous faisons allusion à l'observation de Freemann et à celle de MM. Cartier et Masson, dans laquelle une canule à trachéotomie laissée en place pendant six ans, avait fini, après avoir fréquemment causé des ulcérations de la paroi postérieure de la trachée, par amener une perforation œso-trachéale à laquelle le malade succomba rapidement.

Nous avons pu, au contraire, réunir onze cas de perforations œso-trachéales ou bronchiques dues au séjour de corps étrangers dans l'œsophage, observations que, malheureusement, nous ne connaissons pas toutes dans leurs détails. Il s'agit, soit d'enfants qui, en jouant, ont avalé un sou (Obs. de May), une petite soucoupe métallique (cas de Paterson), etc., soit d'adultes qui, le plus souvent pendant la nuit, ont dégluti leur dentier qu'ils avaient oublié de retirer en se couchant.

Nous rangerons encore, d'une façon un peu arbitraire, nous le reconnaissons, parmi les fistules dues à une cause mécanique celles qui accompagnent un *rétrécissement cicatriciel* comme nous en avons observé quatre observations (celles de Kœrner, Newmann, Mouton, Weinlechner). Mais, enfin, nous avons cru logique de le faire en nous basant sur les considérations suivantes.

Un rétrécissement de l'œsophage peut agir de deux façons pour déterminer une perforation de l'organe et une communication fistuleuse avec l'appareil respiratoire :

1º Tantôt c'est la maladie causale qui, possédant par elle-même des propriétés destructives (et c'est le cas du cancer) amènera la perte de substance comme une conséquence pour ainsi dire naturelle de son évolution.

2º Tantôt, et au contraire, la maladie n'ayant par elle-même aucune tendance à la production de phénomènes ulcératifs, leur donnera cependant naissance par un mécanisme en quelque sorte accidentel, à savoir la dilatation de l'organe au-dessus de l'obstacle. Les conséquences de cette dilatation sont faciles à prévoir : l'amincissement de la muqueuse, sa compression par les matières accumulées, enfin et surtout la stagnation de substances éminemment putrescibles dont la fermentation donne naissance à des produits plus ou moins irritants, ont pour conséquence la production d'érosions, d'abord superficielles, sur lesquelles les innombrables microbes, toujours présents dans les cavités digestives, ne tardent pas à venir se greffer, si bien que le processus, une fois amorcé, pourra progresser et aboutir à la perforation.

Dans un des cas d'Habershon, c'est la pression lente et continue exercée par une poche anévrysmale qui détermina le sphacèle localisé de l'œsophage et de la bronche gauche, puis la communication fistuleuse de ces deux conduits. Personne n'ignore, du reste, les propriétés destructives énergiques des anévrysmes artériels, auxquelles le squelette lui-même ne résiste pas.

Perforation d'origine primitivement inflammatoire ou dégénérative. — Le processus inflammatoire aigu ou chronique qui aboutit à la formation du trajet fistuleux peut siéger primitivement, soit dans la trachée, soit dans l'œsophage, soit dans les tissus interposés, et nous sommes convaincu que, parmi ces derniers, les ganglions doivent jouer un rôle considérable.

Remarquons, toutefois, qu'il sera, le plus souvent impossible, à l'autopsie, de déterminer quelle a été la marche exacte de l'affection, quel en a été le point de départ, *le primum movens*; c'est l'étude des anamnestiques, des phénomènes cliniques présentés par le malade, et surtout de leur ordre d'apparition, qui sera, dans l'espèce, du plus précieux secours.

Origine trachéale. — Nous ne trouvons que deux fois la trachée mise en cause, comme étant le point de départ de la perforation. C'est d'abord dans une observation d'Andral, que nous n'avons pu nous procurer, et où il est dit qu'une ulcération de la trachée avait abouti à la production d'une fistule mettant en communication ce conduit avec l'œsophage. Dans cette observation, paraît-il, les commémoratifs montraient clairement que l'affection avait débuté par les voies aériennes.

Dans le cas de Moritz, le point de départ trachéal

est bien invoqué (gomme syphilitique), mais sans aucune preuve à l'appui, aussi nous n'insisterons pas.

Origine pulmonaire. — Dans le cas de Boudet, rapporté par Vigla, et où la perforation fut secondaire à une fièvre scarlatine, la filiation des accidents est impossible à rétablir avec certitude. Toutefois, à la lecture de l'observation, les phénomènes de gangrène pulmonaire paraissent avoir été les premiers en date ; mais ce n'est peut être là qu'une illusion. En tous cas, quel qu'ait été l'organe primitivement intéressé, il s'agit bien certainement là d'un de ces processus gangréneux localisés comme on en voit survenir vers le déclin de certaines fièvres éruptives, la rougeole par exemple.

Nous n'avons trouvé aucune observation où une caverne tuberculeuse du poumon soit venue s'ouvrir dans l'œsophage. Le processus tuberculeux, malgré ses tendances destructives, semble, en effet, éprouver une grande difficulté à franchir la plèvre.

Origine œsophagienne. — Les cas de nature inflammatoire où le point de départ œsophagien soit bien évident, sont d'une grande rareté, bien qu'on puisse concevoir que toutes les nombreuses variétés d'œsophagites décrites par Mondière et, plus tard par Zenker, puissent, à un moment donné de leur évolution, donner naissance à la complication qui nous occupe.

Nous ne trouvons guère à citer ici que la belle observation de M. le professeur Poncet. Dans cette

observation, le *champignon actinomycosique* s'était
bien certainement implanté primitivement sur la
surface œsophagienne, la malade ayant la mauvaise
habitude de manger du maïs frais.

Nous devons encore rappeler ici les trois cas
importants de Chavanis, Carrington et Goll, concer-
nant tous trois des perforations œsu-trachéales,et où
la cause invoquée fut *l'ulcère simple* de l'œsophage,
affection peu connue et fort rare (on n'en a guère
publié jusqu'ici que 12 observations), qui semble
être bien plus le résultat de lésions artérielles ou
d'altérations des petits troncs nerveux amenant une
tendance à l'ulcération et à la gangrène moléculaire,
que la conséquence d'une auto-digestion de la
muqueuse œsophagienne, qui ne se comprendrait
guère à une telle distance de l'estomac.

Origine péri-œsophagienne. — Les inflammations
périœsophagiennes semblent jouer un rôle assez
considérable dans la genèse des communications
fistuleuses qui sont susceptibles de s'établir entre le
canal alimentaire et l'appareil respiratoire. Ces
inflammations sont, ici comme ailleurs, susceptibles de revêtir l'allure aiguë ou chronique, et les
ganglions lymphatiques doivent certainement jouer
un rôle prépondérant dans leur histoire. Ceux-ci
peuvent s'infecter par plusieurs voies différentes :
d'une part par la circulation sanguine générale et,
d'autre part, au moyen de leurs connexions lymphatiques, soit avec l'œsophage, soit avec l'appareil
respiratoire.

Comme type de phlegmasie aiguë péri-œsophagienne aboutissant à une communication fistuleuse
des deux appareils respiratoire et alimentaire, nous
citerons l'observation très importante que M. le
Dr Garel a publiée dans la *Revue hebdomadaire de
Laryngologie.* Chez la femme qui fait l'objet de cette
observation, le début de la maladie fut nettement
inflammatoire, puisqu'il donna d'une façon parfaite
le tableau d'un phlegmon profond de la région cervicale. La phlogose avait certainement débuté (probablement sous l'influence de la puerpéralité), par
le tissu cellulaire péri-œsophagien ou ses dépendances ganglionnaires.

L'origine péri-œsophagienne est encore invoquée
dans l'observation de Barret (1847), où un abcès
situé entre la trachée et l'œsophage s'ouvrit dans
ces deux conduits après les avoir ulcérés.

La tuberculose des ganglions périœsophagiens
est fréquemment invoquée comme cause de la communication fistuleuse (cas de Barry, Denonvilliers,
Leblond, Hay, Boudet, etc.). Rien de plus naturel si
l'on songe à la fréquence extrême des lésions tuberculeuses des ganglions trachéo-bronchiques qui,
se trouvant placés sur le trajet des voies efférentes
du poumon, sont, plus que tout autre point de l'éco-
nomie, exposés à la contamination bacillaire.

Dans le cas très curieux de Leichtenstern, l'origine
de la perforation était bien, si l'on veut, péri-œsophagienne, mais par un mécanisme assez compliqué. Une lésion ganglionnaire chronique (*chalicose*)
avait tout d'abord déterminé, suivant le mode habi-

tuel, un diverticule par traction, et c'est celui-ci qui, par suite de l'ulcération de ses parois, avait fini par adhérer au lobe supérieur du poumon gauche avec lequel, finalement, il était entré en communication.

Dans le cas de Zenker, il s'agissait de médiastinite caséeuse due à la présence d'un mal de Pott dorsal, médiastinite qui avait évolué, d'une part vers l'œsophage en donnant naissance à une inflammation phlegmoneuse et, d'autre part, du côté du poumon gauche où il s'était ouvert.

Perforations d'origine néoplasique. — L'évolution d'un néoplasme malin est de beaucoup la cause la plus fréquente de la complication qui nous occupe.

Cependant nous avons recherché en vain une observation où un cancer primitif de la trachée ou des bronches ait perforé l'œsophage. Il faut reconnaître, il est vrai, que ces variétés de tumeurs sont des plus rares.

Par contre, les perforations des voies aériennes constituent une complication *presque banale* de l'évolution des diverses variétés de carcinomes ou d'épithéliomes œsophagiens. « Les rapports de l'œsophage sont si immédiats avec la trachée, la bronche gauche, plus tard l'aorte, que l'on doit s'étonner, non de la fréquence des perforations, mais de leur absence possible » (Lacour). En discutant une observation, en 1859, Laborde disait avoir trouvé dix-huit fois des perforations diverses sur 21 cas de cancer œsophagien.

Il faut reconnaître, d'ailleurs, que le cancer œsophagien lui-même n'est pas une lésion fréquente. Tanchou, dans sa statistique de 9,118 cancers, en relate 2,503 de l'estomac et 13 seulement de l'œsophage. Or, la rareté du cancer œsophagien est la mesure assez exacte de celle des communications fistuleuses dont nous nous occupons, puisque celles-ci reconnaissent pour une grande part une origine néoplasique.

Schütz rapporte, dans le *Prager med. Wochensch*, de 1878, une observation très intéressante de carcinome œsophagien qui ne rentre d'ailleurs pas strictement dans notre sujet (car il n'y avait pas de fistule établie entre l'œsophage et l'arbre aérien), mais qui offre cependant, pour nous, un certain intérêt, car il montre, pour ainsi dire pris sur le vif, le rôle des ganglions dans les perforations fistuleuses de l'œsophage. Chez le malade qui fait le sujet de cette observation, et qui avait succombé à une hémorrhagie foudroyante, on trouvait, à l'autopsie, que les ganglions péri-bronchiques avaient été infectés à distance et que leur ulcération avait déterminé l'ouverture de la bronche droite et de l'artère pulmonaire du même côté.

« Les carcinomes de l'œsophage qui siègent au niveau de la bifurcation trachéale, dit Schütz, peuvent arriver de deux façons à perforer les bronches ou les autres organes creux du voisinage :

1º D'une façon en quelque sorte directe, c'est-à-dire grâce à l'envahissement de ces organes par l'accroissement progressif du néoplasme;

2° D'une façon en quelque sorte indirecte et à distance par la voie des ganglions lymphatiques, soit
qu'à un moment donné ceux-ci viennent à partici-
per au processus néoplasique, soit que l'ulcération
de la surface du cancer entraîne leur suppuration
en leur apportant les produits septiques qui pro-
viennent de la corruption des aliments dans les
anfractuosités de la tumeur. »

CHAPITRE II

STATISTIQUES

A. — Statistique étiologique.

Il nous a été possible, au cours de nos recherches bibliographiques, de réunir le chiffre assez élevé de 143 observations.

Dans 36 de ces cas nous n'avons pu avoir de renseignements sur la cause de la perforation. Restent donc 107 observations dans lesquelles il nous a été possible de préciser l'élément causal.

Ces dernières peuvent se décomposer de la façon suivante :

Perforations dues à l'évolution d'un néoplasme............	68
Perforations dues au séjour de corps étrangers dans l'œsophage.................................	11
Perforations produites par la pression de la canule à trachéotomie.................................	2
Perforations dues à la présence d'un rétrécissement cicatriciel.................................	4
Perforations dues à des causes inflammatoires aiguës ou chroniques œsophagiennes ou péri-œsophagiennes, à la tuberculose ganglionnaire............................	17
Perforations produites par un ulcère simple de l'œsophage	3
Compression par une poche anévrysmale................	1
Troubles trophiques de l'ataxie....................	1
	107

B. — Statistique anatomo-pathologique.

Nous résumons dans le tableau ci-dessous les différents points de l'arbre aérien dans lesquels l'œsophage est venu s'ouvrir, donnant naissance à la complication qui nous occupe :

Nombre de cas

α.	Trachée................................		75
β.	Bronche gauche..................... 20		
	Bronche droite........ 7	35	
	Bronche non désignée.............. 7		
γ.	Poumon droit...................... 13		
	Poumon gauche.................... 2	23	
	Poumon non désigné............... 8		
δ.	Communications multiples................		10

Total..... 143

Les dix cas de communications multiples se décomposent de la sorte :

L'œsophage communique avec :

Nombre de cas.

La bronche gauche et la trachée.......... 4
Les deux bronches....................... 2
Les deux bronches et la trachée........... 1
La bronche droite et la trachée........... 1
La bronche droite et le poumon droit...... 1
La trachée et le poumon gauche.......... 1

10

Des chiffres précédents nous voyons clairement ressortir les résultats suivants :

1º Les communications anormales les plus fréquentes sont celles qui se font avec la trachée. Elles constituent exactement la moitié des cas observés.

2° Viennent ensuite les fistules bronchiques qui entrent pour 1/4 dans la statistique générale.

3° Les fistules œso-bronchiques affectent une prédilection très marquée pour le côté gauche.

4° Inversement, les fistules œso-pulmonaires se rencontrent presque uniquement du côté droit.

Parmi nos vingt-trois cas de communication œso-pulmonaire, nous n'en trouvons que dix où les auteurs aient indiqué avec quelque précision à quelle hauteur s'était établie la fistule. Sur ces dix cas, sept fois la communication avait lieu avec le lobe inférieur, trois fois seulement elle se faisait avec le lobe supérieur. De ces chiffres découle la cinquième proposition suivante:

5° Les fistules œso-pulmonaires ont une préférence marquée pour la base des poumons.

Ces différents résultats sont parfaitement explicables par les données de l'anatomie normale.

D'une part, en effet, l'œsophage est en rapport plus intime avec la bronche gauche, en raison de la déviation à gauche qu'il subit dès son origine et qui se poursuit précisément jusqu'au niveau de la bifurcation trachéale.

D'autre part, l'œsophage, au-dessous de celle-ci, est en rapport plus immédiat avec le poumon droit qu'avec le gauche. Voici, d'ailleurs, comment M. le Professeur Testut s'exprime à ce sujet : « A droite, l'œsophage répond, dans toute son étendue, à la plèvre médiastine droite, qui le sépare du poumon droit. A gauche, il répond également à la plèvre et au poumon gauches, mais à la partie supérieure du thorax seulement. Plus bas, il en est séparé, tout d'abord par la crosse de l'aorte qui se porte d'avant en arrière vers la troisième vertèbre dorsale, puis, par l'aorte descendante qui, comme lui, suit un trajet vertical, tout en occupant un plan un peu postérieur. »

La fréquence considérable des perforations bronchiques, et surtout trachéales, vis-à-vis des perforations pulmonaires, nous paraît tenir principalement aux trois causes suivantes :

1o Rapport très immédiat, sans interposition de feuillets séreux protecteurs, comme cela arrive pour le poumon.

2o Fréquence considérable des altérations pathologiques des ganglions trachéo-bronchiques.

3o Présence d'un rétrécissement normal à l'endroit où le canal alimentaire croise la crosse aortique et la bronche gauche.

CHAPITRE III

SYMPTOMATOLOGIE ET DIAGNOSTIC

Supposons-nous en présence d'un malade porteur d'une communication fistuleuse entre l'œsophage et les voies aériennes. Comment arriverons-nous au diagnostic de cette affection ? Ce diagnostic est-il possible ? Remarquons immédiatement que le problème que nous nous posons est plus compliqué qu'il ne le semble au premier abord, et cela pour la raison suivante : l'affection qui fait l'objet de cette étude n'est presque jamais primitive. Elle n'est qu'un épisode, une complication absolument accidentelle survenue dans le cours d'une affection œsophagienne, péri-œsophagienne ou trachéale. Il est clair que, dans ces conditions, nous devrons nous livrer, pour arriver au diagnostic, à un travail d'analyse qui nous permette de distinguer ce qui, dans le complexus symptomatique, revient à la maladie causale, et ce qui, d'autre part, appartient à la complication.

Par exemple, nous verrons qu'un malade atteint

de fistule œso-trachéale, bronchique ou pulmonaire,
a de la dysphagie, rejette ses aliments. Mais n'en
est-il pas de même chez un sujet atteint simplement
de rétrécissement œsophagien ? Il s'agira donc
d'établir des distinctions entre le mode d'apparition,
entre les caractères particuliers de la dysphagie
dans chacun de ces cas, et nous verrons que ce n'est
pas toujours chose facile et que, parfois, force est
bien de laisser le diagnostic en suspens.

Ne serait-il pas des plus importants, dans cet
ordre d'idées, de posséder un sujet chez lequel, la
perforation étant véritablement idiopathique, les
symptômes ne seraient masqués par rien d'étranger ? Un tel malade n'est pas un malade purement
idéal, et le cas se trouve réalisé dans certaines malformations congénitales qui ne sont pas absolument
des raretés. M. Ganzinotty s'exprime de la façon
suivante que nous trouvons fort judicieuse, dans son
ouvrage déjà cité. « Il nous a semblé intéressant,
dit-il, de voir ce qui se passe dans les cas simples de
fistules œso-trachéales, telles qu'on les observe
dans certaines malformations congénitales, les
symptômes relatés ne pouvant être rapportés qu'à
la communication anormale, ce qui éloigne toute
erreur d'interprétation. M. le professeur Tarnier a
communiqué, en 1873, à la Société de Chirurgie, un
exemple remarquable de fissure œsophago-trachéale. L'enfant, bien développé en apparence, respi-
rait avec difficulté.

« On essaya de le faire téter. Il prit bien le sein,
mais, après quelques succions, il eut un accès de

suffocation et rejeta le lait ingéré. Le lendemain, on lui fit boire de l'eau sucrée avec une petite cuiller; la déglutition s'accomplit bien, mais, après quelques secondes, la respiration s'interrompit, l'enfant se cyanosa et, dans un effort de toux, l'eau sucrée avalée fut rejetée.

« L'enfant mourut 36 heures après la naissance et, à l'autopsie, on trouva l'œsophage perméable jusqu'à l'estomac ; mais il existait à sa paroi antérieure une fissure longue de deux centimètres et demi, qui partait de l'orifice sous-glottique et établissait une communication avec la trachée, la muqueuse œsophagienne se continuant avec la muqueuse aérienne.

« Ce fait présente nettement les signes du passage des aliments de l'œsophage dans les voies aériennes ; nous devons retrouver ce tableau dans les perforations cancéreuses œso-trachéales et œso-bronchiques. »

Le malade dont l'histoire est rapportée par M. le Professeur Teissier n'était-il pas également dans le cas d'une perforation idiopathique ? Evidemment oui ; mais, par une bizarrerie que nous ne pouvons comprendre, la perforation n'avait donné lieu à aucun symptôme.

La malade dont l'histoire est rapportée par M. Garel (1896), les phénomènes aigus une fois disparus, se prêtait également bien à une étude en quelque sorte schématique de l'affection qui nous occupe.

Mais, avant tout, établissons dans notre sujet les divisions et l'ordre nécessaires.

Deux méthodes bien distinctes peuvent être employées au diagnostic de nos fistules :

1º La méthode par constatation directe, *de visu,* de l'orifice fistuleux.

2º La méthode clinique proprement dite, qui consiste à déduire le diagnostic des phénomènes naturels présentés par le malade.

Première méthode. — La première méthode a été jusqu'ici peu employée, ou, plus exactement, elle n'a pas souvent donné de résultats.

Elle a l'inconvénient d'exiger des instruments spéciaux et une habileté particulière à s'en servir que ne possèdent que les spécialistes. Mais arrivons au fait.

La constatation directe d'une fistule œso-trachéale pourrait se faire, pour ainsi dire, par les deux extrémités de son trajet, c'est-à-dire soit du côté de l'œsophage, soit du côté de la trachée. Les fistules œso-bronchiques ou pulmonaires, au contraire, ne sauraient être aperçues que par leur extrémité œsophagienne.

L'œsophagoscope n'a pourtant jamais été, à notre connaissance du moins, employé dans ce but. Cette méthode, malgré les excellents résultats qu'elle a donnés entre les mains de Rosenhain dans le diagnostic des rétrécissements cancéreux, n'est, du reste, pas entrée dans la pratique courante.

Le laryngoscope, au contraire, a été maintes fois employé au diagnostic des fistules œso-trachéales, et il a donné une fois, entre les mains de M. Garel,

un résultat des plus remarquables. Cet habile laryn-
gologiste a pu, en effet, constater directement, par
ce procédé, chez la malade dont nous avons déjà
parlé, l'existence d'un bourrelet fistuleux profondément situé sur la paroi postérieure de la trachée,
bourrelet dont il a pu suivre, pendant un an, le retrait successif.

La méthode laryngoscopique ne peut être employée que dans des cas bien déterminés. Tout
d'abord, elle n'est, cela est bien évident, applicable
qu'aux fistules œso-trachéales. Elle ne peut être
ensuite utilisée dans les cas où il existe des paraly-
sies des récurrents empêchant l'abduction des cordes vocales (fait très fréquent au cours du cancer
de l'œsophage). Enfin, nous lui adresserons un
reproche, si c'en est un, d'exiger une habitude considérable de la laryngoscopie. Nous estimons cependant que cette méthode est excellente et qu'elle
devrait toujours au moins être essayée.

Quoiqu'il en soit, lorsqu'on voudra avoir la satis-
faction d'une constatation directe du pertuis pathologique, c'est à la méthode d'exploration de Killian
qu'il faudra avoir recours. Elle consiste en un examen laryngoscopique pratiqué avec les instruments
habituels ; mais le malade doit être examiné la tête
fortement penchée en avant, le menton touchant le
sternum, ce qui a pour but de raccourcir la trachée,
et de rendre, par conséquent, plus accessible à la
vue ses parties profondes. Si les conditions sont
favorables, notamment si les mouvements d'abduction des cordes vocales se font bien, il est possible

par ce procédé, de plonger le regard jusque sur la bifurcation trachéale et l'éperon saillant qui en résulte.

Dans le cas, très curieux, de M. le profeseur Poncet, que nous rapportons plus loin, la constatation de la fistule a été plus que directe , elle a été non seulement vue, mais *touchée du doigt* ; elle a été traitée, directement aussi, par l'avivement et la suture. Dans le cas de Cartier on pouvait apercevoir la fistule œso-trachéale à travers la plaie de trachéotomie ; on pouvait même en pratiquer le cathétérisme au moyen d'un stylet.

Deuxième méthode. — Mais arrivons aux autres moyens de diagnostic, ceux qui sont uniquement basés sur la constatation des phénomènes cliniques et leur interprétation. Et, tout d'abord, établissons une distinction importante et divisons nos fistules en deux groupes.:

a) Fistules donnant lieu à des symptômes propres;

b) Fistules ne donnant lieu à aucun symptôme propre (trouvailles d'autopsie).

Fistules ne donnant pas de symptômes. — Comment, par suite de quelles dispositions particulières, une fistule pourra-t-elle ne donner lieu à aucun symptôme ? La réponse est facile à faire, et tout ce que nous allons dire peut être pour ainsi dire imaginé *à priori*. Une fistule ne donnera naissance à aucun symptôme : 1º lorsque, pour une raison ou pour une autre, elle n'est pas perméable ; 2º lorsque, la perforation, tout en étant perméable, n'est pas en communication avec les gros canaux bronchiques (cavernes pulmonaires fermées).

Examinons d'abord les cas dans lesquels le trajet fistuleux, tout en étant parfaitement constitué, reste imperméable. Ces cas sont les suivants :

1° *Corps étranger obturateur*. — Le corps étranger dégluti a déterminé, par exemple, une fistule œso-trachéale par ulcération des parois des deux conduits, mais il peut se faire que, restant en place, il joue un rôle obturateur vis-à-vis de la perforation qu'il a produite. Nous en rapportons un cas très remarquable de May, dans lequel la pièce de monnaie avalée séjourna pendant quatre ans dans l'œsophage et perfora la bronche droite. Ce ne fut qu'au moment où la pièce fut retirée par l'œsophagotomie que l'orifice de perforation, de virtuel devint réel, et se manifesta par les symptômes habituels. Un malade, observé par Heydenreich, avait observé que s'il avalait préalablement quelques noyaux de cerise, il pouvait ensuite finir son repas sans quintes de toux : les noyaux bouchaient momentanément la fistule œso-trachéale que l'auteur avait diagnostiquée pendant la vie.

2° *Certaines dispositions qu'on pourrait appeler* valvulaires *de la fistule*.— Ce sera, par exemple, assez fréquemment un bourgeon cancéreux plus ou moins pédiculé qui remplira ce rôle de soupape. Ou bien le trajet fistuleux, étant creusé obliquement dans la paroi œso-trachéale, réalisera la même disposition valvulaire que les uretères au moment où ceux-ci traversent la paroi vésicale.

3° *L'étroitesse de certaines fistules.* — Elles peuvent être, en effet, trop serrées pour laisser passer les liquides déglutis. Remarquons toutefois qu'une perforation extrêmement petite peut quelquefois donner lieu à des symptômes très accusés. Ainsi, dans un cas d'Habershon (1858), une simple fistulette placée sous le cricoïde avait donné lieu à des accidents de suffocation intenses.

4° Les fistules placées au-dessous d'un rétrécissement plus ou moins serré, comme nous en avons trouvé plusieurs cas, étant pour ainsi dire séquestrées dans le bout intérieur de l'œsophage, se trouvent, par le fait même, plus ou moins à l'abri des pénétrations alimentaires et des symptômes qui en résultent. Dans ce cas, le vomissement serait plus apte que la déglutition à produire les symptômes habituels.

5° Peut-être la contracture spasmodique de la couche musculaire de l'œsophage est-elle susceptible, à elle seule, dans certains cas, d'obturer plus ou moins une perforation œsophagienne en réalisant pour ainsi dire autour de celle-ci une disposition sphinctérienne.

C'est, très probablement, ce qui avait lieu chez le malade de Renard (1867), qui présentait en même temps qu'un œsophagisme des plus accentués une fistule œso-trachéale qui ne put être diagnostiquée.

Mais laissons de côté tous ces cas qui, il faut bien

le reconnaître, ne constituent que des exceptions, et arrivons à l'étude des fistules qui, se traduisant par un complexus symptomatique plus ou moins net, n'échapperont que bien rarement au diagnostic du clinicien expérimenté.

Les symptômes observés peuvent être très simplement divisés en deux groupes ayant chacun leur individualité propre. Ce sont :

1o Les symptômes dus au passage du contenu œsophagien dans les voies aériennes.

2o Les symptômes dus au passage de l'air dans l'œsophage.

Nous étudierons successivement ces deux points et nous terminerons par l'étude des complications pulmonaires qui, si fréquemment, viennent précipiter l'issue fatale.

SYMPTOMES DUS AU PASSAGE DU CONTENU ŒSOPHAGIEN dans les VOIES AÉRIENNES

Il résulte de ce passage un certain nombre de symptômes immédiats qu'on peut, si l'on veut, qualifier de *dysphagie*. Mais nous allons voir que cette dysphagie a des allures assez particulières qui nous permettront de la distinguer de celle qui procède d'un rétrécissement simple.

Le malade porteur d'une fistule œso-trachéale, bronchique ou pulmonaire, se présente à nous sous deux aspects bien différents, selon qu'il a ou non en même temps un rétrécissement de l'œsophage.

Dans le premier cas, qui est de beaucoup le plus fréquent, la dysphagie propre à la fistule, que nous pourrions appeler *fistulaire*, a été précédée d'une période plus ou moins longue pendant laquelle on a vu se dérouler les symptômes bien connus et parfaitement nets du rétrécissement de l'œsophage, caractérisés par une dysphagie qui mériterait d'être appelée *stricturaire* pour bien indiquer son origine et sa nature.

Ce sont des malades qui sont habitués à déglutir péniblement. Les liquides passent encore avec une certaine facilité, les solides au contraire, à moins d'être très finement divisés, s'amassent au-dessus de l'obstacle pour être, à un moment donné, rejetés au-dehors, soit par une simple rumination, sans efforts, soit au milieu de secousses de vomissement, avec participation des muscles de la paroi abdominale et du diaphragme. Peu à peu la gêne de la déglutition a augmenté ; malgré une mastication parfaite, le choix d'aliments de consistance molle, la précaution de boire entre chaque bouchée, le malade n'avale que lentement, péniblement.

Supposons qu'à ce moment de l'évolution de la stricture, la perforation vienne à se produire, qu'allons-nous observer ? Un beau jour, à l'occasion de la déglutition d'un des liquides dont il fait sa nourriture habituelle, on voit le patient être tout à coup pris d'une violente attaque de toux convulsive.

En proie à une angoisse indescriptible, ce malheureux est sur le point de suffoquer. Le visage violacé, les yeux injectés et larmoyants, les veines du cou gonflées, il est là, plié en deux et les deux mains appuyées sur la poitrine, attendant avec angoisse la fin de sa crise, qui est marquée par l'expectoration d'abondantes mucosités intimement mêlées au liquide avalé.

La première attaque de toux peut, il est vrai, ne pas être aussi dramatique. L'ouverture fistuleuse ne se constitue, en effet, parfois que progressivement ; minime au début, elle s'acccroît petit à petit dans les jours qui suivent, en étendue et par conséquent aussi en perméabilité. Le début de la perforation se trouvera révélé, dans ce cas, par une toux moins vive, mais toujours à l'occasion de la déglutition d'un liquide.

Quoiqu'il en soit, la dysphagie que nous avons appelée fistulaire offre un caractère bien particulier, à condition il est vrai que la fistule ne soit pas trop étendue, c'est d'être *élective*. Ce sont *les liquides* qui jouissent du triste privilège de ramener à coup sûr les accès de suffocation. Les fragments d'aliments solides déglutis viennent, au contraire, s'appliquer sur la fistule et l'obstruer.

C'est là un point important à retenir pour le diagnostic : certains malades, atteints de rétrécissements de l'œsophage simples, c'est-à-dire non compliqués de fistule, présentent bien, comme les fistuleux, des accès de toux, et cela au moment où la régurgitation se produisant, la cavité pharyngo-laryngée se trouve subitement inondée d'aliments mêlés de mucosités, dont une certaine quantité peut se fourvoyer dans le larynx. Mais, dans ce dernier cas, dans le cas du rétréci, la toux est amenée de préférence par la déglutition *des solides*, à l'opposé de ce qui se passe pour le fistuleux. Ce sont les solides, en effet, qui s'accumulent au-dessus de la stricture; les liquides, au contraire, en raison de leur mobilité, arrivent souvent à franchir, aidés par la contraction œsophagienne, les interstices les plus tortueux du rétrécissement œsophagien.

En résumé :

a) Toux de préférence par l'alimentation liquide : fistule.

b) Toux de préférence par l'alimentation solide : rétrécissement.

Il y a bien encore quelques distinctions à faire, mais dont la valeur est moins absolue.

Ainsi la régurgitation et la toux n'éclatent généralement pas immédiatement après la déglutition, dans le cas de rétrécissement simple ; la poche œsophagienne demande une certaine réplétion, un certain degré de distension pour arriver à se contracter sur son couteau.

Au contraire, la fistule, dans la plupart des cas, se laisse traverser dès l'arrivée du liquide dégluti, ou peu s'en faut, et la toux éclate aussitôt.

Nous disons dans la plupart des cas, et nous nous expliquons : ces trajets fistuleux peuvent être distingués en deux espèces au point de vue de leur perméabilité ; les uns sont béants, et alors rien de plus naturel que les liquides y pénètrent immédiatement ; dans ce cas le malade « ne peut avaler une goutte

d'eau sans être aussitôt pris de suffocation. » (Obs.
de Ganzinotty).

b) Les autres ont, au contraire, leurs parois au
contact, ils sont tout au plus perméables à un fin
stylet. Dans ce cas, un certain effort est nécessaire
pour vaincre la résistance du conduit, et alors deux
cas sont à distinguer :

1º S'il y a un rétrécissement concomitant, la toux
convulsive n'apparaîtra que lorsque, plusieurs gorgées étant déglutics, la colonne liquide arrêtée dans
l'œsophage au-dessus de l'obstacle réalisera une
pression hydrostatique suffisante pour vaincre la
résistance du trajet.

2º S'il n'y a pas de rétrécissement au-dessous de la
fistule, ou si le rétrécissement est facilement fran-
chissable par les liquides, la toux convulsive n'écla-
tera qu'à la condition que le malade déglutisse des
gorgées liquides volumineuses.

Et, de fait, nous lisons dans quelques observations :
« la déglutition des liquides est encore possible, à
condition que le malade boive très lentement ».

La chose est assez facile à comprendre.

Pour qu'un liquide ingéré puisse franchir une
fistule *peu perméable* (ce sont celles-là seules que
nous avons en vue pour le moment) et gagne les
voies aériennes, il faut que le bol liquide soit assez
volumineux pour que l'œsophage *puisse se contracter sur lui* et par conséquent, créer à l'intérieur
du conduit, au niveau dudit bol liquide, une pression
manométrique plus ou moins considérable, mais

qui est. au fond, la principale cause du passage des liquides déglutis à travers la fistule.

Un bol liquide très minime, en effet : 1° ou bien n'excite pas la contraction œsophagienne, et le liquide descend le long du canal par le seul effet de la pesanteur, comme dans le phénomène décrit en physiologie sous le nom de déglutitions successives et associées ; 2° ou bien, s'il excite cette contraction, les parois œsophagiennes ne pourront *étreindre* convenablement le bol liquide dans leur rapprochement concentrique.

Le malade de Vigla (1846) était, à ce sujet, bien intéressant : « il arrivait à déglutir des liquides et, par conséquent, à s'alimenter en s'astreignant à n'avaler qu'une très faible quantité de liquide à la fois, et avec des précautions particulières que l'expérience lui avait apprises. »

Etudions, si l'on veut bien, d'une façon toute théorique et en nous basant sur les données de la physiologie, le problème de la migration des aliments à travers une fistule œso-trachéale par exemple. Cette migration ne pourra, cela est bien évident, se faire qu'en vertu de pressions différentielles, et dans le sens de la plus forte pression vers la plus faible.

Nous venons de voir ce qu'était la pression œsophagienne au niveau d'un bol liquide. Il nous reste maintenant à examiner la pression trachéale. La colonne d'air renfermée dans la trachée est, à l'état normal, le siège d'alternatives de raréfaction inspiratoire et de condensation expiratoire, mais ces variations sont bien trop minimes, dans la respiration calme, pour avoir une influence appréciable sur le passage du contenu œsophagien dans la trachée.

Il n'en est pas toujours de même : pendant le phénomène physiologique de l'effort, par exemple, la pression intra-trachéale peut acquérir une valeur qui n'est pas négligeable (9 cent. de mercure). Une telle condition, si elle était réalisée au moment de la déglutition, serait certainement de nature à s'opposer, dans une certaine mesure tout au moins, à l'irruption du contenu œsophagien dans la trachée.

Que se passe-t-il chez le malade atteint de fistule œso-trachéale? Au moment de la déglutition une petite quantité du liquide avalé arrive sur la muqueuse respiratoire et la toux éclate. Or, qu'est-ce que la toux, si ce n'est un *effort expiratoire* convulsif? La toux serait donc, chez nos malades, un phénomène providentiel et susceptible d'arrêter dès son début la migration anormale des ingesta. Malheureusement, à l'effort expiratoire fait bientôt suite une inspiration plus ou moins profonde, dont l'effet est absolument inverse, quoique certainement moins accentué.

Que faut-il retenir de cette esquisse physiologique? C'est que nos malades, s'ils augmentaient artificiellement leur pression intratrachéale en effectuant, *dès le début de la déglutition*, un effort expiratoire la glotte fermée, arriveraient peut-être à échapper à la toux et à la suffocation. Il est vrai que la présence habituelle d'un rétrécissement, en empêchant la descente des aliments vers l'estomac,

vient le plus souvent rendre cette donnée très pro-
blématique.

En parcourant nos observations de fistules trachéales, nous en trouvons plusieurs où il est noté
« que le malade déglutissait assez facilement les
liquides en penchant la tête en arrière ». C'est que,
sans doute, chez les malades en question, la tension
et l'allongement de la trachée effaçaient, dans une
certaine mesure, l'orifice de perforation trachéale par
suite du rapprochement de ses deux bords latéraux.

Nous trouvons, enfin, mentionné dans une observation, que « le malade ne pouvait avaler s'il était
couché». C'est que, sans doute, dans ce cas, la station
verticale accélérant la descente du bol alimentaire,
grâce à l'action de la pesanteur, le faisait passer
d'autant plus vite devant la perforation, atténuant par
conséquent d'autant les chances de passage du liquide
dans la trachée. Cette action favorable de la pesanteur
avait déjà été notée d'une façon générale par Hippo-
crate pour les rétrécissements de l'œsophage.

Nous n'avons surtout envisagé jusqu'ici que des
fistules plus ou moins étroites, laissant par exemple
passer une plume d'oie ou une sonde de trousse.
Mais il existe des cas où la perte de substance est
tellement considérable que les aliments ont autant
et même plus de facilité à passer dans les voies
aériennes qu'à continuer leur chemin dans l'œsophage. La dysphagie est alors absolue et les symptômes de suffocation poussés à leur maximum.

Un bon symptôme de perforation œso-pulmonaire
communiquant avec les bronches est constitué par

l'*expectoration alimentaire*. Ce symptôme consiste dans l'aspect particulier des crachats, que le malade expectore dans ses accès de suffocation.

Vient-il de boire du lait, celui-ci est rendu *mêlé intimement avec les crachats* et surtout finement *spumeux* et aéré par suite de son brassage avec l'air des canaux bronchiques (Obs. de Galliard, de Moutard-Martin).

En dehors des crises de suffocation qui suivent de près l'alimentation, le malade porteur d'une fistule œso-trachéale, bronchique ou pulmonaire présente des accès de toux qu'on pourrait appeler *intercalaires*, et qui ne sont autre chose que le résultat de la pénétration dans la trachée du mucus que l'œsophage ne manque jamais de sécréter abondamment toutes les fois qu'il est malade. Dans le cancer de l'œsophage c'est la salivation qui produit cet effet. Voici comment Lacour s'exprime à ce sujet : « Les suffocations sont si pénibles, que souvent le malade se condamne à ne plus rien prendre. Eh bien, ses tourments ne sont pas toujours finis : des quintes de toux surviennent, en apparence sans motifs ; mais on sait combien la salivation est abondante dans le cancer de l'œsophage, et c'est elle qui alors se met à obstruer la trachée. »

Auscultation. — Il est un ordre de symptômes que les auteurs ont eu peut-être tort de négliger jusqu'ici. Nous voulons faire allusion à l'apparition de phénomènes d'auscultation, de râles humides en un mot, qui ne doivent pas manquer de se produire lorsque

les liquides déglutis arrivent à être en conflit avec
l'air des canaux bronchiques. Les malades, il est
vrai, présentent le plus souvent déjà des manifes-
tations pulmonaires, de la bronchite notamment,
qui viennent obscurcir le diagnostic et enlever à ce
signe une partie de la valeur.

Chez les malades porteurs d'une fistule œsophago-pulmonaire, on constatera le plus souvent à
l'auscultation les signes d'une perte de substance du
poumon, c'est-à-dire des signes de caverne ou de
cavernules, et c'est surtout sur la présence de ces
signes que devra se baser le diagnostic différentiel
entre les fistules œso-pulmonaires d'une part, et
les fistules œso-trachéales ou bronchiques d'autre part. L'apparition de ces signes cavitaires en un
laps de temps peu considérable, leur siège presque
unique à la base par opposition aux cavernes tuberculeuses, la fétidité de l'haleine et des crachats,
devront faire soupçonner l'existence d'une communication fistuleuse entre l'œsophage et le parenchyme, communication ayant déterminé localement
un foyer plus ou moins étendu de mortification.

Notons, cependant, que les cavernes gangréneuses
du poumon peuvent exister également chez des malades qui ont une fistule trachéale ou bronchique,
par suite sans doute d'une infection *à distance*. Cela
se voit surtout dans les cas néoplasiques : le cancer
de l'œsophage n'est-il pas capable à lui seul, je veux
dire en l'absence de toute perforation, de donner
naissance à la gangrène pulmonaire ? (Lésions du
pneumo-gastrique).

Symptômes subjectifs. — Un malade atteint de perforation œso-pulmonaire (Obs. rapportée par Vigla) disait avoir nettement la sensation que le liquide dégluti passait dans la poitrine.

Le malade de Keir disait percevoir parfaitement que l'eau déglutie « arrivée à une certaine profondeur rencontrait de l'air et remontait avec celui-ci. » Mais ces sortes de symptômes subjectifs sont rarement signalés.

Quelquefois la première attaque de suffocation se produit au moment du cathétérisme, qu'on peut alors à juste titre accuser d'avoir déterminé une perforation plus ou moins imminente. Cette opération peut donc être des plus dangereuses. surtout dans les cas de cancer, et les cas ne se comptent plus où la perforation de l'œsophage dans les gros vaisseaux, dans le médiastin, dans les voies aériennes en ont été la conséquence.

Méthode de Rühle. — Nous arrivons à une méthode de diagnostic très ingénieuse imaginée par Rühle et qui est la suivante : on fait boire au malade un liquide contenant en suspension des particules charbonneuses, et, examinant au laryngoscope la trachée du malade lorsque les accès de toux se sont un peu calmés, on aperçoit, dans la profondeur de la trachée, la présence de particules charbonneuses révélatrices. Ce procédé demande naturellement qu'on ait établi, au préalable, que le malade n'offre aucune affection pharyngée ou laryngée qui puisse amener la déglutition « de travers ». Nous estimons que ce procédé, qui est inoffensif, pourra rendre, dans certains cas, des services marqués.

Dans l'observation de Reincke, dont nous rapportons l'histoire à la fin de ce chapitre, et qui concerne un malade atteint de fistule œsophagienne s'ouvrant dans une caverne du poumon droit, on notait, quand le patient venait à déglutir un liquide, l'apparition d'une zone de matité dans la région occupée par l'excavation pulmonaire, matité due à la réplétion de celle-ci par la boisson ingérée. On avait diagnostiqué un diverticule de l'œsophage.

Nous avons signalé plus haut ce fait que certains malades porteurs de cavités ulcéreuses pulmonaires en communication avec l'œsophage ne présentent aucun symptôme *tenant à cette communication* et nous avons avancé que ces cavernes étaient toujours des cavernes closes, c'est-à-dire ne communiquant pas avec les grosses bronches.

Cette particularité est facile à comprendre si l'on veut bien se souvenir que le parenchyme pulmonaire lui-même (lobules), est presque insensible, que toute la sensibilité des voies respiratoires se trouve pour ainsi dire concentrée dans les canaux bronchiques. Sensibilité d'ailleurs providentielle, puisque c'est elle qui amène par voie réflexe le phénomène physiologique de la toux, destiné fondamentalement à expulser tous les corps nuisibles, qu'ils soient venus du dehors ou qu'ils se soient formés sur place, qui peuvent à un moment donné obstruer les voies aériennes.

Cette sensibilité va en croissant à mesure qu'on

se rapproche de l'extérieur pour atteindre son plus haut degré dans la trachée et surtout dans le larynx, dont la sensibilité exquise lui a valu le nom de « sentinelle des voies respiratoires ». Le malade d'Habershon ne possédait qu'une fistulette insignifiante, mais elle était placée sous le cricoïde : des accès de toux d'une violence extrême suivaient de près la déglutition des liquides.

Le peu de sensibilité du parenchyme peut d'ailleurs être démontré expérimentalement chez les animaux. Les physiologistes ont souvent, dans le but d'étudier l'absorption pulmonaire, injecté des liquides dans le poumon ; eh bien, ils ont remarqué qu'on peut en introduire une certaine quantité sans que la toux éclate.

Remarquons, en outre, que la sensibilité des parois d'une caverne pulmonaire est très inférieure à celle du parenchyme sain, car ses parois sont désorganisées, mortifiées jusqu'à une certaine distance à l'entour.

Ajoutons, pour terminer, qu'il existe des cas où le diagnostic semble bien obscur, puisque des cliniciens de la plus grande valeur ont pu être induits en erreur. Témoin le cas de Piorry.

Le malade prétendait que chaque fois qu'il buvait il « avalait de travers ». Le diagnostic porté fut : ulcérations chroniques du larynx amenant des troubles de la déglutition. A l'autopsie, on trouva une perforation de l'œsophage communiquant avec la trachée et la bronche gauche.

Inversement il est des cas ou l'on pourrait être

tenté de diagnostiquer une communication fistuleuse qui est totalement absente. Nous en rapporterons les exemples suivants que nous empruntons à M. Ganzinotty.

Un malade de Lebail (1871) est pris d'accès de toux et de suffocation à chaque déglutition alimentaire et par le passage de la sonde ; la trachée est intacte ; il existe seulement une perforation de l'œsophage avec abcès dans le tissu cellulaire péritrachéal.

Un malade de Duplay (1874) a des accès de toux spontanés et au moment de la déglutition, et lorsqu'on pratique le cathétérisme ; il n'y a cependant pas de perforation de la trachée, mais une perforation de l'œsophage dans le tissu péritrachéal.

Un malade d'Andral et Duret (1874) a également de la toux avec suffocation pendant la déglutition et le cathétérisme ; il n'existe chez lui aucune perforation de la trachée, ni même de l'œsophage.

Un malade de Lancereaux (1866) a des accès de suffocation qui se répètent surtout à propos d'essais de déglutition, et cependant il n'y a pas de perforation, mais propagation de la tumeur jusque sous la muqueuse trachéale.

Ces cas étaient évidemment soustraits au diagnostic : les signes cliniques, les anamestiques (je veux dire la présence dans un cas de signes de cancer, de signes d'une inflammation péri-œsophagienne dans les autres), tout conspirait à égarer le diagnostic.

SYMPTOMES DUS AU PASSAGE DE L'AIR DANS L'ŒSOPHAGE

Ces symptômes sont, pour la plupart, des symptômes artificiels, je veux dire qu'on les fait naître par l'emploi d'instruments explorateurs.

Un seul, parmi eux, doit être considéré comme spontané, c'est l'*éructation*. La production de ce phénomène suppose d'une part une large perforation et, d'autre part, un certain degré de parésie, de flaccidité de l'œsophage.

Un malade de Bleuland, dont l'histoire est rapportée par Vigla, était tourmenté par des éructations perpétuelles qui durèrent jusqu'à sa mort. Le malade de Scheele dont nous rapportons plus loin l'observation, présentait ce symptôme au plus haut degré. L'éructation durait nuit et jour, se produisant toujours à la fin de l'expiration ; la phonation, elle-même, était considérablement troublée : au milieu d'un mot ou d'une phrase, la voix s'éteignait tout à coup et le malade avait une éructation ; le soufflet phonateur était pour ainsi dire crevé.

Expérience de Gerhardt. — Nous signalerons encore l'expérience de Gerhardt qui repose sur l'emploi de la sonde œsophagienne. On introduit progressivement et lentement cet instrument explorateur. En même temps son extrémité supérieure est amenée dans un vase rempli d'eau. On ordonne alors au sujet de pratiquer des efforts expiratoires énergiques. Dans ces conditions, si à un moment donné, le bec de la sonde arrive en face d'une fistule qui soit assez perméable, l'air s'échappera *d'une façon continue* sous forme de bulles à l'extrémité libre de la sonde.

Chez un sujet sain, au contraire, l'effort expiratoire n'arrivera à expulser que quelques bulles gazeuses.

Si la perforation est suffisamment large, on pourra, même dans la respiration normale, entendre l'air sortir avec un sifflement à l'extrémité de la sonde œsophagienne : *le malade respirera par sa sonde* absolument comme il respire à travers sa trachée.

Dans le chapitre suivant, enfin, nous exposerons la méthode de diagnostic plus délicate imaginée par Gerhardt et Martius et qui est basée sur l'analyse de la pression intra-œsophagienne au moyen de la méthode graphique.

COMPLICATIONS

Les plus importantes, les seules on peut dire, sont les complications pulmonaires. Ces complications sont d'ordre infectieux et résultent du passage sur une muqueuse éminemment apte à toute absorption, de produits putrides ou du moins de substances facilement putrescibles. Ces complications sont représentées par la bronchite purulente, la broncho-pneumonie et la gangrène pulmonaire. La pneumonie franche est quelquefois signalée. La cachexie, les lésions du pneumo-gastrique, fréquentes surtout dans le cancer, semblent jouer un rôle important dans leur production.

Ces différentes affections évolueront, chez nos malades à la façon ordinaire, et il ne rentre pas dans le cadre de notre étude de les décrire.

Nous nous croyons enfin autorisés à considérer comme étant une véritable complication des fistules œso-trachéales bronchiques ou pulmonaires, l'*inanition* qu'elles déterminent chez les malades qui en sont porteurs, et qui préfèrent quelquefois mourir de faim que de s'exposer de nouveau aux angoisses de la suffocation. Cette inanition joue un rôle favorisant des plus certains vis-à-vis des complications pulmonaires dont nous venons de parler, et contribue pour beaucoup à précipiter l'issue fatale. (Cf. Gangrène pulmonaire chez les aliénés qui se laissent mourir de faim.)

Nous avons cru bon de réunir à la fin de ce chapitre quelques observations importantes et typiques, toutes traduites de l'allemand, et qui nous ont principalement aidé à la rédaction de cette étude symptomatologique.

OBSERVATION 1

Gerhardt, *Charité Annalen* 1890, p. 156. Traduction personnelle.

Sur un moyen de diagnostic des fistules oeso-trachéales. — Nouveau cas de fistule oeso-trachéale par cancer de l'oesophage. — Hémoptysie mortelle.

Le 29 février 1890, un homme de 58 ans entre à la clinique médicale. Sa maladie remonte à septembre dernier ; à cette époque il rejeta par la bouche une grande quantité de sang noir. Quelques semaines après seulement, apparition de dysphagie. Il avalait encore facilement les liquides mais les aliments solides étaient fréquemment arrêtés.

Depuis 8 jours les liquides eux-mêmes ne peuvent plus passer ; malgré la conservation de l'appétit aucun aliment ne peut être pris. Apparition d'une toux opiniâtre et, il y a 5 jours, crachement de sang.

Etat actuel. — Malade très amaigri. Tout aliment est rejeté au milieu d'accès de toux. La sonde œsophagienne butte à 28 centimètres des incisives, sur un obstacle infranchissable. Expectoration abondante et fétide. Râles au lobe inférieur droit. L'abduction de la corde vocale droite est un peu paresseuse. Lavements au sucre et à la peptone.

Le malade tente encore une fois d'avaler du lait avec des jaunes d'œufs, mais rejette le tout en suffoquant.

Le 8 mars le malade fut subitement pris d'hémorrhagie, et mourut en quelques minutes.

Autopsie. — Au voisinage de la bifurcation trachéale, l'œsophage présente une tumeur ulcérée, large comme la paume de la main. Cette ulcération a déterminé une communication avec la trachée tout près de l'origine de la bronche droite ; cette fistule a le calibre du petit doigt. La tumeur n'a pas envahi la bronche et la fistule a, de ce côté, des bords lisses et taillés à pic. — Le néoplasme adhère fortement en arrière à la colonne vertébrale.

Quelques métastases dans les ganglions bronchiques et mésentériques.

Dans les poumons, nombreux foyers de broncho-pneumonie. Dans les bronches beaucoup de sang qui y a pénétré par aspiration.

Discussion. — « Les recherches de Martius sur les fistules trachéo-œsophagiennes ont conduit cet auteur aux conclusions suivantes : Si à un malade porteur d'une telle lésion on introduit une sonde jusqu'au point malade, et si l'on relie la lumière de la sonde à un tambour de Marey, l'existence de la fistule pourra être mise en évidence par l'absence ou tout au moins par l'atténuation des oscillations qui sont sous la dépendance du cœur et de la respiration.

« La sonde œsophagienne m'a semblé pouvoir être utilisée
de bien d'autres façons au diagnostic des fistules trachéales.
Parmi des tentatives variées dirigées dans ce sens, celle qui
m'a semblé donner le meilleur résultat fut la suivante : elle
consiste à faire exécuter au patient des efforts expiratoires
plus ou moins intenses ; sous l'influence de la pression ainsi
réalisée, on voit l'air contenu dans les voies respiratoires
s'échapper par la sonde.

« Si, chez un sujet sain et habitué à l'emploi de la sonde
œsophagienne, on introduit cet instrument jusqu'au niveau de
la bifurcation trachéale après avoir adapté à son pavillon un
tube de caoutchouc flexible, il se produit, lorsque le sujet vient
à effectuer un effort énergique, une expulsion d'une certaine
quantité d'air, mais cette expulsion cesse immédiatement. Si
l'extrémité du tube flexible est plongée dans un vase rempli
d'eau, quelques bulles d'air seulement s'échappent au moment
de l'effort expiratoire ; la continuation de l'effort n'a plus aucun
résultat.

« Chez notre malade, au contraire, lorsque, la sonde étant
introduite jusqu'au point voulu, on lui ordonnait d'exécuter
l'effort expiratoire prescrit, l'air s'échappait aussitôt à l'extrémité du tube flexible *d'une façon continue*, en entraînant avec
lui une certaine quantité de mucus, et un gargouillement
également continu se faisait entendre. Venait on à amener
l'extrémité du tube dans le vase rempli d'eau, une série inin-
terrompue de bulles d'air s'en échappait.

« En d'autres termes, l'homme sain ne pouvait que donner
une impulsion passagère à la colonne d'air située dans la
portion thoracique de la sonde. Le malade, au contraire, grâce
à la communication fistuleuse établie entre l'œsophage et les
voies aériennes, avait le pouvoir, lorsqu'il venait à fermer sa
glotte, d'effectuer l'expiration à travers l'instrument.

« En résumé : il est possible au moyen de ce dispositif expé-
rimental des plus simples, de démontrer d'une façon évidente
et à un grand nombre de spectateurs à la fois, l'existence
d'une communication anormale entre l'œsophage et les voies
aériennes. »

OBSERVATION II

Reincke. *Virchows Archiv.* 1870, p. 407. Traduction personnelle.

UN CAS DE CARCINOME DE L'OESOPHAGE OUVERT DANS UNE CAVERNE
DU LOBE INFÉRIEUR DU POUMON DROIT FONCTIONNANT COMME
DIVERTICULE.

W.., manœuvre, âgé de 40 ans, entre le 31 mai 1869 à la clinique. Il raconte que, depuis déjà un an 1/2, une difficulté de
la déglutition s'est développée chez lui d'une façon progressive et sans cause connue.

Cette difficulté s'est accentuée à tel point que les aliments
liquides peuvent seuls, à l'heure actuelle, pénétrer dans l'estomac. Les aliments solides s'arrêtent à un endroit, toujours le
même, puis, au bout de cinq à six bouchées, le vomissement se
produit. A ces symptômes s'ajoutent des douleurs s'irradiant à
toute la moitié droite du thorax.

Jusqu'ici cet homme n'a ni maigri, ni perdu ses forces. Il
présente encore l'aspect extérieur d'un homme en bonne santé,

Une tentative de cathétérisme démontra l'existence, à 35 cent.
des incisives, d'un obstacle impossible à franchir, du moins
en n'exerçant qu'un effort modéré.

Pendant tout le temps qu'il passa à l'hôpital, le malade pré-
senta de nombreuses aggravations et améliorations successives de sa dysphagie.

A la fin de juillet, le phénomène suivant fut noté pour la
première fois. Lorsqu'on venait à ausculter la région dorsale.
à droite de la colonne vertébrale, pendant que le malade déglutissait un liquide, on entendait chacune des gorgées successives glisser jusqu'au niveau du rétrécissement, et s'y arrêter
brusquement. Puis, à la cinquième ou sixième gorgée, le
liquide franchissait l'obstacle en produisant un *bruissement
prolongé* comme si tout à coup une écluse avait été ouverte.

Au cours de ces recherches notre attention fut attirée sur la
présence d'une zone submate, située immédiatement à droite
de la colonne vertébrale à la hauteur de la 6e dorsale.

Lorsqu'on venait à percuter en ce point pendant que le
malade buvait, on voyait alors très nettement la matité subir

un accroissement progressif à la fois en intensité et en étendue.
Puis, au moment où se produisait le *bruissement prolongé* ci-
dessus signalé, *la matité s'effaçait* en quelque instants.

Ce phénomène faisait défaut lorsque, au lieu de liquides, le
malade prenait des aliments solides.

En présence de ces symptômes, il était bien certain que les
liquides ne s'accumulaient pas simplement au-dessus du rétrécissement pour être ensuite vivement chassés vers l'œsophage
lorsqu'une pression convenable se trouvait réalisée, mais plutôt
pénétraient dans un diverticule situé à droite de l'œsophage,
et infranchissable pour tout ce qui n'était pas absolument
fluide. Un diagnostic anatomique exact ne put d'ailleurs être
porté.

Le 6 juillet on vit survenir un accès fébrile passager.

Le 16 août même phénomène. Aucune de ces deux poussées
n'avait été précédée de cathétérisme.

A la fin d'août le malade se mit à tousser. Ce symptôme subit
un accroissement progressif et s'accompagna d'une expectoration de plus en plus abondante qui devint bientôt fétide.

Au milieu de septembre, on vit se développer presque subitement, au milieu de vives douleurs, les symptômes d'une
pleurésie du côté droit, derrière laquelle on pouvait cependant constater l'existence d'une caverne pulmonaire manifes-
tement volumineuse dans la partie postérieure du lobe inférieur
du poumon droit.

C'est au milieu d'une fièvre vive et d'une exacerbation de
tous ces symptômes que le malade mourut le 21 septembre.

Autopsie. — Adhérences pleurales étendues à gauche. A
droite, adhérences pleurales récentes sur la ligne axillaire
antérieure ; celles-ci étant détruites, une grande quantité de
liquide trouble et fétide s'échappa. La partie postérieure et
inférieure du poumon, à partir de la 5e côte, était reliée solide-
ment à la gouttière costo-vertébrale correspondante par un
tissu induré ancien. Au milieu de ce tissu se trouvait une cavité
purulente communiquant d'une part avec le reste de la cavité
pleurale, et, d'autre part, par une perforation irrégulière, avec
une caverne du lobe inférieur du poumon.

Œsophage. — Cet organe présente un carcinome ulcéré, com-

mençant en haut à 14 centimètres des aryténoïdes et se continuant en bas, sur une hauteur de 11 centimètres.

Le néoplasme se termine en haut par une ligne onduleuse,
son bourgeonnement a fortement rétréci le calibre œsophagien. Au dessus de lui, dilatation considérable du canal et
hypertrophie de ses parois.

La tumeur a envahi la bronche gauche, mais sans la perforer.

Six centimètres au-dessous de sa limite supérieure, la surface
ulcérée communique par l'intermédiaire d'un court canal de
la grosseur d'une plume de corbeau, avec une caverne située
dans le lobe inférieur du poumon droit.

Cette caverne, de la dimension, d'une grosse noix est limitée
par des parois lisses et indurées, excepté toutefois en regard
de l'œsophage, la paroi étant, de ce côté, constituée par le néoplasme lui-même.

Elle ne communique avec aucune bronche importante, mais, par
contre, un court trajet, de la dimension d'une plume d'oie, la
relie avec la cavité purulente ci-dessus signalée, et qui se
trouve située en bas et un peu en dehors d'elle. Le parenchyme
environnant présente de l'hépatisation grise, il a perdu toute
consistance. — Quelques dépôts caséeux au sommet.

Poumon gauche. — Nombreux nodules péri-bronchiques au
sommet.

OBSERVATION III

Rühle. — *Berlin. Klin. Wochensch.*, 1866, p. 257.
Traduction personnelle.

UN CAS DE COMMUNICATION CANCÉREUSE ENTRE L'OESOPHAGE, ET
LA BRONCHE GAUCHE, DIAGNOSTIQUÉE PENDANT LA VIE. —
MORT DE PNEUMONIE GANGRÉNEUSE. — AUTOPSIE.

M. H..., 54 ans, s'est toujours bien porté jusqu'à il y a deux
ans. A cette époque il prit un affection stomacale douloureuse
qui, il y a un an 1/4, s'accompagna de dysphagie. Les aliments
solides étaient rejetés immédiatement après avoir été déglutis.
Ces phénomènes s'amendaient puis reparaissaient tour-à-tour,
sans cependant inquiéter outre mesure le malade.

Il y a quatre semaines enfin, il fut pris d'une toux quinteuse qui s'accompagna d'expectoration. Il y a 14 jours, cette dernière, jusque là très visqueuse, *devint subitement assez fluide*. Toute tentative d'alimentation aboutissait au rejet des matières ingérées. Amaigrissement progressif. Le malade entre à la clinique le 9 janvier 1866.

Etat actuel. — Aspect cachectique. Peau jaune.

Poumons. — Entre la colonne vertébrale et l'omoplate du côté droit existe un certain degré de matité et du retentissement de la voix. A droite et en bas, le murmure vésiculaire est affaibli. Des deux côtés il existe des râles.

Déglutition. — Fait on boire le patient, la déglutition proprement dite s'effectue bien, mais, aussitôt après, le liquide est rejeté au milieu d'efforts de toux en même temps qu'une certaine quantité de mucus sanguinolent.

Examen laryngoscopique. — Les replis aryténo-épiglottiques sont seulement un peu hyperhémiés. Les cordes vocales ont leurs mouvements habituels.

Diagnostic. — Il n'y a qu'un état qui puisse se concilier avec les symptômes observés, c'est la présence d'une communication anormale entre l'œsophage et la trachée.

En effet, les autres affections à la faveur desquelles les aliments pourraient passer dans le larynx ou la trachée ne sont pas réalisées ici : l'épiglotte est normale, ainsi que la musculature du larynx, la voix est claire. L'œsophage lui-même laisse descendre facilement une forte sonde.

La communication anormale a dû se produire il y a environ 14 jours, coïncidant avec le changement de consistance, la fluidification de l'expectoration.

Pour asseoir plus fermement le diagnostic, Rühle fit boire au malade de l'eau contenant en suspension des *particules charbonneuses*. Des secousses de toux éclatèrent aussitôt et une expectoration spumeuse et noirâtre se produisit. Le malade fut alors examiné au *laryngoscope* et, dans la profondeur de la trachée, on reconnut nettement, tranchant sur la coloration des anneaux cartilagineux, la présence de la poudre charbonneuse, qui, dans les accès de toux ultérieurs, finit par être totalement rejetée à l'extérieur.

Traitement. — Dans le but de répondre aux deux indications

primordiales, à savoir : 1° de donner au malade une alimentation suffisante ; 2° d'éviter le passage des matières alimentaires
dans la trachée, le malade est exclusivement nourri avec la
sonde œsophagienne.

20 janvier. — Subdélire pendant la nuit. Le matin, tempéra-
ture 39°. L'expectoration a augmenté, elle est spumeuse, très
fétide.

A droite, en arrière et en bas, râles nombreux.

A gauche, au-dessous de l'épine de l'omoplate, existe une
zone de matité qui s'étend vers le côté. Au même endroit
souffle bronchique et râles de tous les volumes. Mort à 10
heures.

Autopsie (Pr Rindfleisch). — Au commencement du dernier
tiers de l'œsophage, au point où celui-ci croise la bronche
gauche, se trouve une vaste ulcération occupant toute la circonférence du conduit, et mesurant de haut en bas 10 centimètres. Le fond de cette ulcération est ferme au toucher,

La face postérieure de la bronche gauche, contre laquelle
s'appuie l'ulcération cancéreuse, est ouverte suivant une longue fente de 1 cm. 1/2. La couche adventice de l'aorte se
trouve également intéressée par le processus. Vue de l'intérieur de la bronche gauche, la perforation se présente sous la
forme d'un rectangle. Les bords sont taillés à pic ; le tissu voi-
sin est parsemé de granulations purulentes. Au-dessous de la
perforation, la surface de la muqueuse présente un aspect
diphtéritique. Bronchite purulente.

Poumon gauche. — Grande quantité de foyers gangréneux
verdâtres, en forme de coins, et parsemés de petits abcès
isolés. Çà et là, cavernules gangréneuses disposées en foyers et
semblant appartenir à des bronches.

Au poumon droit, le lobe inférieur présente de la congestion
hypostatique et de l'œdème. Les bronches sont remplies d'une
sécrétion catarrhale. Les surfaces de section sont assez nettement granuleuses. En un point du lobe inférieur, abcès
enkysté.

Les ganglions lymphatiques sont sains.

OBSERVATION IV

Scheele. *Deutsche med. Wochensch.*, 1881, p. 54

SYMPTOMES DES GRANDES FISTULES TRACHÉO–OESOPHAGIENNES.
— UN CAS DE FISTULE TRACHÉO-OESOPHAGIENNE DONT L'EXIS-
TENCE ET LES DIMENSIONS AVAIENT ÉTÉ DIAGNOSTIQUÉES PEN-
DANT LA VIE. — PNEUMONIE GANGRÉNEUSE.

J. H..., 54 ans, entre à l'hôpital, le 5 mai 1880. Début de
l'affection, il y a deux ans, par des douleurs derrière la partie
moyenne du sternum. Six mois plus tard hématémèse. Depuis,
dysphagie, amaigrissement progressif.

Le 20 mai 1880, le malade ressentit tout à coup de violentes
douleurs accompagnées d'un sentiment d'angoisse et d'étouf-
fement, puis, au milieu de toux et de vomissement, il rendit des
masses très friables extrêmement fétides. Depuis, il est absolument incapable de déglutir quoi que ce soit de liquide ou de
solide. Chaque tentative d'alimentation est suivie de violents
accès de toux allant jusqu'à la suffocation.

Mais ce qu'il y a de plus remarquable dans l'état du malade,
c'est ce fait que chaque expiration est accompagnée ou plutôt terminée par une *éructation sonore*. Cette éructation dure
jour et nuit et suit toujours le rythme de la respiration.

Parfois surviennent des accès de toux paroxystique. Cette
toux offre un caractère bien particulier : en même temps que le
bruit laryngien, plus ou moins étouffé, on entend, sortant par
secousses de la profondeur de la gorge, des bruits bizarres
ronflants ou sifflants, gutturaux. Autrement dit le bruit de la
toux se montre composé de deux bruits différents, l'un laryngien, l'autre pharyngien et œsophagien.

La parole du malade est également particulière. Tout d'abord
les syllabes et mots isolés sont fréquemment coupés et inter-
rompus par des éructations bruyantes; mais ce qui est encore
plus curieux, c'est l'alternance qui se produit constamment
de syllabes et de mots, les uns prononcés à haute voix, les
autres à peine chuchottés.

On engage le malade à avaler des liquides. Il s'y résigne
après avoir d'abord résisté, mais aussitôt éclate un accès de

toux extrèmement pénible et les liquides sont rejetés au milieu d'efforts de vomissement et d'éructations; la déglutition est de toute façon impossible.

L'emploi de la sonde œsophagienne donne encore lieu à un phénomène intéressant. Lorsque le bec de l'instrument est parvenu à 24 cent. des arcades dentaires, aussitôt l'air s'échappe par son extrémité supérieure en produisant un sifflement : le malade respire à travers la sonde. Pousse-t-on celle-ci avec précaution 4 cent. plus bas, ce phénomène cesse aussitôt. De cette exploration on conclut que la fistule œsotrachéale mesure une longueur d'environ 4 cent.

On ne réussit pas à tout coup à conduire la sonde dans l'estomac ; lorsque, son bec étant parvenu à 24 cent. des arcades dentaires, on veut la pousser plus loin, on provoque parfois un violent accès de toux. On butte contre une résistance absolue, et l'on sent avec netteté que l'instrument pénètre dans un canal qui l'embrasse de plus en plus étroitement. Le malade se cyanose aussitôt et demande d'une façon pressante que l'instrument soit retiré.

La respiration du malade répand une odeur cadavéreuse.

Examen des organes thoraciques. — Souffle bronchique et râles humides à la base et au sommet droits en arrière, ainsi qu'à la base gauche également en arrière. Frottement pleurétique avec obscurité respiratoire au-dessous du mamelon droit.

Diagnostic porté : cancer de l'œsophage perforé dans la trachée. Dimensions longitudinales de la perforation : 4 centim. environ. Pneumonie d'aspiration ayant abouti à la gangrène.

Le malade meurt trois jours après son entrée à l'hôpital.

Autopsie. — L'œsophage présente un vaste ulcère cancéreux commençant en haut à 10 centim. au-dessous des cordes vocales et occupant toute la circonférence du conduit sur une hauteur de 9 centim.

A sa partie moyenne le cancer a déterminé une perforation ovalaire de la trachée qui mesure 4 centim. 1/2 de longueur sur 3 centim. de largeur. Cette perforation se trouve placée immédiatement au-dessus de la bifurcation de la trachée.

Le lobe inférieur du poumon droit est totalement transformé en une bouillie putride gris sale à odeur gangréneuse.

Dans le lobe supérieur droit et le lobe inférieur gauche nombreux foyers, de la grosseur d'une [noix, présentant nettement l'aspect gangréneux, mais plus fermes.

Noyaux cancéreux dans les poumons. Pas d'autres foyers de généralisation.

CHAPITRE IV

EMPLOI DE LA MÉTHODE GRAPHIQUE
au diagnostic des fistules œso-trachéales.

MÉTHODE DE GERHARDT ET MARTIUS.

(Martius, *Charité Annalen*, 1887).

Le professeur Gerhardt a eu, le premier, l'idée d'employer les oscillations de pression que les mouvements respiratoires font naître dans l'œsophage, au diagnostic des fistules qui s'établissent entre ce conduit et les voies aériennes.

En 1857, il étudiait à la clinique de Griesinger la méthode préconisée par Green et qui consiste à injecter, dans un but thérapeutique, des substances astringentes, dans les voies aériennes.

C'est alors qu'il fut amené à se demander s'il était possible de se rendre compte, à un moment donné, de la situation occupée par la sonde à injection, et notamment de distinguer si cet instrument était bien réellement parvenu dans la trachée, ou si, au contraire, il s'était fourvoyé dans l'œsophage. Il chercha à établir cette distinction de la façon suivante.

Ayant approché une bougie allumée du pavillon d'une sonde dont l'extrémité inférieure était introduite dans le larynx d'un malade, il nota des mouvements de la flamme synchrônes à ceux de la respiration. Il se crut en droit d'admettre *a priori* que ces oscillations de la flamme devaient manquer lorsque, par mégarde, on avait introduit l'instrument dans l'œsophage. Mais il put bientôt se convaincre de la fausseté de cette induction.

Ayant introduit, dans un but de contrôle, une sonde œsophagienne à un homme sain et vigoureux, il vit, à sa grande surprise, que la flamme de la bougie était attirée à l'extrémité du tube pendant l'inspiration, et repoussée pendant l'expiration, tout comme si l'instrument était placé dans la trachée.

L'explication de ce curieux phénomène est d'ailleurs des plus simples : pendant toute la durée de l'inspiration les différents organes contenus dans la cavité thoracique sont soumis à une diminution de pression.

L'œsophage, de même d'ailleurs que les gros vaisseaux, placé au milieu de la graisse diffluente et très mobile du médiastin, subit l'influence de cet abaissement de pression suivant les lois ordinaires de la physique. Mais, à l'état normal, la cavité œsophagienne n'étant que virtuelle, ces oscillations respiratoires de la pression y resteront également virtuelles, c'est-à-dire ne se manifesteront par rien, *ne mettront rien en mouvement*.

Mais, qu'au contraire, ce conduit soit maintenu

béant — et le meilleur moyen pour cela est d'y introduire une sonde — en même temps que sa cavité
deviendra réelle, son contenu aérien subira, au même
moment et pour le même motif, les mêmes mouvements oscillatoires ou de va-et-vient qui se produi-
sent dans l'arbre respiratoire.

Une condition, pourtant, est ici nécessaire : il faut
que la sonde œsophagienne ne soit pas rigide ; il faut
que l'instrument, tout en étant assez résistant pour
demeurer béant, soit assez élastique pour pouvoir
répondre par toute sa périphérie aux variations de
pression intra-thoraciques et y répondre, dis-je, par
son expansion et son retrait alternatifs. Un tube
rigide, en effet, ne subirait que par son extrémité,
par son orifice inférieur, c'est-à-dire par une surface
infime, l'influence du rythme respiratoire, ou du
moins toutes les influences exercées à sa périphérie
resteraient lettre morte vis-à-vis de la colonne d'air
intérieure. Immédiatement au-dessous du bec de la
sonde, le canal œsophagien reprend en effet sa
position de repos, je veux dire que sa cavité redevient
virtuelle, et nous avons dit que les variations hy-
drostatiques qui prennent naissance dans un tel
espace ne peuvent être que virtuelles elles-mêmes.

Seize ans plus tard, Gerhardt reprit l'étude de ces
phénomènes et se livra à des mensurations au
moyen d'un manomètre à eau. Il remarqua, au cours
de ces recherches, que les oscillations de la colonne
manométrique n'apparaissaient que lorsque le bec
de la sonde atteignait la portion thoracique de l'œsophage ; il reconnut enfin qu'elles étaient d'autant

plus marquées que la respiration elle-même était plus énergique et plus profonde.

Dans le but d'appliquer les données précédentes au diagnostic des fistules trachéo-œsophagiennes, Gerhardt eut enfin recours à la méthode graphique, évidemment plus favorable à l'analyse de faits de ce genre. La courbe obtenue en unissant la sonde œsophagienne à un tambour de Marey est très compliquée et se présente de la façon suivante : de grandes oscillations représentent les mouvements respiratoires ; tout le long de ces grandes oscillations se disposent toute une série d'oscillations plus petites qui sont le résultat des mouvements du cœur et de l'aorte venant agir par pression sur la sonde à travers les parois œsophagiennes ; phénomène d'ailleurs facile à comprendre si on tient compte des rapports étendus qu'affecte l'œsophage avec l'aorte et la face postérieure du péricarde.

Quelle pourra être l'influence d'une fistule œsophago-trachéale ou bronchique sur la forme, la hauteur, en un mot sur la disposition générale de la courbe ainsi obtenue ? Dans le but de simplifier ce problème, assez complexe, et surtout pour rendre les choses plus sensibles, Martius a fait construire un petit appareil de démonstration, ce qu'on appelle en physiologie *un schéma*.

Dans cet appareil la cavité thoracique est représentée par un gros cylindre de verre. Le diaphragme est simulé par un piston s'ajustant exactement à l'intérieur du cylindre, et dont l'élèvement et l'abaissement successifs représentent assez fidèlement les mouvements respiratoires. Le cylindre, pour réaliser les conditions naturelles, est fermé hermétiquement en haut par un large bouchon percé de deux trous qui laissent passer deux tubes de verre. Ceux-ci sont censés représenter l'un la trachée, l'autre l'œsophage. Un tube de communication transversal les réunit et se trouve muni d'un robinet permettant d'établir ou non une communication entre eux.

Le robinet est-il ouvert, les conditions d'une fistule trachéo-œsophagienne se trouvent assez exactement réalisées ; est-il fermé, nous nous trouvons, au contraire, dans les conditions normales.

Le poumon d'une part, la portion thoracique de l'œsophage d'autre part, sont représentés dans cet appareil schématique, le premier par un ballon élastique arrondi, le second par un boyau allongé et terminé en cul-de-sac à son extrémité inférieure afin de simuler la fermeture normale du cardia. Ces deux cavités élastiques, images assez fidèles, au moins au point de vue physique, du poumon et de l'œsophage, sont respectivement fixées à l'intérieur du cylindre à l'extrémité inférieure des deux tubes de verre précédemment décrits.

Le tube représentant l'œsophage est, par son extrémité supérieure, relié à un tambour de Marey au moyen d'un tube de caoutchouc qui représentera, si l'on veut, la sonde œsophagienne ou, tout au moins, sa portion extérieure.

Voici maintenant comment Martius prétend utiliser les données précédentes dans le diagnostic des fistules trachéo-œsophagiennes.

« Supposons une ouverture latérale siégeant quelque part sur l'*espace clos* constitué par la sonde œsophagienne et le tambour enregistreur, ouverture latérale communiquant avec l'atmosphère (robinet ouvert).

A chaque mouvement inspiratoire ou, si l'on veut, à chaque abaissement du piston de l'appareil schématique, l'air pénétrera par cette ouverture latérale dans la susdite cavité close et comblera aussitôt le vide formé. Si même l'ouverture est suffisamment grande, le levier enregistreur restera au repos.

L'orifice latéral étant, au contraire, étroit, pour un abaissement donné du piston et pour une vitesse donnée de cet abaissement, l'oscillation du levier sera seulement plus faible. » C'est du reste ce que démontre l'expérience faite au moyen de l'appareil schématique.

Eh bien, toutes ces considérations s'appliquent également et parfaitement aux malades porteurs de fistules trachéo-œsophagiennes. Sur un homme atteint de cette affection et observé par Martius, la courbe de la pression œsophagienne présentait, à un moment donné, et d'une façon typique les caractères ci-dessus décrits (grandes oscillations respiratoires, petites oscillations dues à l'action du cœur). Puis, tout-à-coup et sans que rien ait été changé à la disposition de la sonde, la courbe s'abaissait au point d'être réduite à des soulèvements minimes, pour reprendre de nouveau toute son ampleur au bout d'un intervalle de temps irrégulier. « Nous en avons conclu, dit Martius, qu'il existait une communication entre l'œsophage et les voies aériennes qui, pour une raison quelconque (bourgeon cancéreux, mucus épais par exemple) tantôt se fermait, tantôt s'ouvrait. Dans le premier cas, le tracé obtenu était le tracé normal, dans le second la courbe s'abaissait au point de n'être plus représentée que par une ligne à peine onduleuse .»

Nous ferons ici remarquer, entre parenthèses, que la production du phénomène suppose nécessairement que le bec de la sonde se trouve placé au niveau de la communication anormale, ce qui, évidemment, ne peut guère être réalisé que par tâtonnements.

« Supposons, poursuit Martius, qu'une personne saine, je veux dire sans fistule, à laquelle nous ayions introduit une sonde œsophagienne reliée elle-même à un tambour de Marey, fasse un mouvement inspiratoire et demeure le thorax dilaté en inspiration.

Un vide partiel se fera dans l'espace clos constitué par la sonde œsophagienne et le tambour, *mais le levier restera aussi longtemps abaissé que le sujet restera en inspiration*. Supposons que, tout à coup, une communication fistuleuse s'établisse au niveau de l'extrémité de la sonde : la colonne d'air qui occupe la trachée se précipitera aussitôt dans la sonde en franchissant l'orifice anormal et, rapidement, le levier reviendra à sa position de repos. Il y reviendra d'ailleurs d'autant plus vite que cet orifice sera plus grand et, partant, plus perméable. »

Nous ferons remarquer, tout en acceptant les conclusions de Martius, que cet auteur s'est livré à une
analyse insuffisante du phénomène. En effet, l'œsophage perforé et, par conséquent, la sonde œsophagienne se trouvent bien, si l'on veut, dans les expé-
riences précédentes,en communication avec l'atmosphère par l'intermédiaire de la trachée ; mais l'air
contenu dans ce dernier conduit ne se comporte pas
absolument comme l'air extérieur : *il est lui-même
le siège de perpétuelles variations de pression* qui
ne sont pas absolument négligeables et dont nous
devons tenir compte.

Si l'air pénètre de la trachée dans l'œsophage au
moment de l'inspiration (et il y pénètre puisque
l'expérience le démontre), c'est que l'abaissement
de pression qui se produit dans la sonde œsophagienne, au moment où le thorax se dilate, est plus
grand en valeur absolue que celui qui se produit
dans la trachée au même moment.

Nous trouvons, en effet, dans les traités de physiologie, les chiffres suivants :

a) L'inspiration calme détermine dans la trachée
un abaissement de pression de 1 à 2 millimètres de
mercure.

b) L'inspiration calme détermine dans la cavité
pleurale un abaissement de pression de 10 à 15 millimètres de mercure (résultat d'ailleurs facile à prévoir puisque le premier chiffre ne représente que la
résistance glottique à l'entrée du fluide aérien, tan-
dis que le second est la résultante des résistances

accumulées le long de l'arbre respiratoire tout entier.)

L'œsophage n'est pas, il est vrai, dans la cavité pleurale, mais c'est tout comme, puisqu'il n'en est séparé que par des corps liquides ou tout au moins mobiles (tissu cellulaire du médiastin, gros vaisseaux) qui sont parfaitement aptes à la transmission des pressions suivant la loi de Pascal.

En résumé, la dépression inspiratoire étant plus grande dans la plèvre et, par conséquent, dans l'œsophage que dans la trachée, le fluide aérien aura de la tendance à passer du second canal au premier et, par conséquent, à y atténuer les oscillations de la pression, tout comme si l'orifice anormal, au lieu d'être profondément situé dans le thorax, était pratiqué quelque part sur la partie extérieure de la sonde œsophagienne, y créant *une fuite.*

Nous arrivons donc finalement aux mêmes conclusions que Martius. Nous ajouterons cependant quelques mots.

Une sonde œsophagienne introduite jusqu'au niveau de la perforation, se comportera de deux manières bien différentes suivant que sa résistance élastique à la distension sera élevée ou, au contraire, très faible. Dans le premier cas, la résistance propre de l'instrument annihilera la différence des pressions œsophagienne et trachéale, et la courbe obtenue *sera simplement celle de la pression trachéale,* absolument comme si on l'avait prise à la façon ordinaire (c'est-à-dire par le dehors), en plantant un trocart au-dessous du larynx. Les oscilla-

tions seront donc très petites (1 millim. de Hg.)
Dans le deuxième cas, au contraire, les considérations précédemment développées gardent toute leur
force, et la migration de l'air de la trachée vers le
canal alimentaire se fera suivant le mécanisme plus
compliqué que nous avons étudié, c'est-à-dire par
une sorte d'aspiration œsophagienne.

CONCLUSIONS

1° Si un instrument absolument rigide manifeste,
à un moment donné de son introduction progressive
dans l'œsophage, de *petites* oscillations de pression
suivant le rythme respiratoire, c'est que probablement, il y a une communication entre le canal alimentaire et les voies aériennes. Cependant il y a ici
une grosse erreur à éviter : supposons la cavité œsophagienne dilatée au-dessus d'un obstacle quelconque, cicatriciel ou cancéreux : sa cavité n'est plus
virtuelle, comme précédemment, il existe là une
poche remplie de substances plus ou moins liquides,
soumises, de par les mouvements respiratoires, à
des oscillations rythmiques de pression. Ces liquides, pénétrant dans la lumière de la sonde, y subi-
ront des oscillations manométriques que le tambour
de Marey ne manquera pas d'enregistrer. On sera,
dans ce cas, mis en éveil par l'étendue même des
oscillations qui seront, le plus souvent, très considé-
rables.

2° Si un instrument à parois très élastiques manifeste, à un moment donné de son introduction pro-

gressive dans l'œsophage, une atténuation subite des oscillations respiratoires, c'est qu'à ce niveau siège une fistule aérienne.

Tout en reconnaissant la valeur et l'ingéniosité du procédé de Martius, nous ne croyons pas qu'il soit appelé à rendre de grands services à la clinique. Nous le trouvons, en effet, passible des nombreuses objections suivantes, qui diminuent singulièrement son importance pratique :

1° Ce procédé n'est pas applicable au diagnostic des fistules de la portion cervicale de la trachée.

2° Il suppose un orifice fistuleux suffisamment grand pour que l'air s'y meuve sans peine.

3° Il doit être particulièrement difficile d'amener l'œil de la sonde en face d'une perforation dont on ignore le siège exact.

4° La pénétration de mucus œsophagien, de parcelles alimentaires, de masses cancéreuses, etc., dans la lumière de la sonde, font immédiatement échouer l'expérience.

5° Le procédé n'est pas applicable lorsque la fistule siège, comme c'est assez fréquemment le cas, *au-dessous* d'un rétrécissement difficile à franchir, puisqu'il suppose un instrument très souple.

CHAPITRE V

Observations et Index bibliographique

OBSERVATION V

Gangolphe. — *Semaine Médicale*, 1898, et Soc. de Chirurgie.

Dentier implanté dans la portion thoracique de l'oesophage. — Fistule trachéo-oesophagienne. — Oesophagotomie externe. — Guérison.

Un jeune homme de 24 ans entre, le 31 mai 1898, dans le service de M. le professeur agrégé Gangolphe pour des accidents
graves tenant à la pénétration et au séjour d'un dentier volumineux dans la portion thoracique de l'oesophage.

Dans la nuit du 7 avril dernier, cet homme fut réveillé en
sursaut pour une sensation douloureuse de corps étranger
dans le pharynx et de violentes suffocations : il venait d'avaler
son dentier, qu'il avait oublié d'enlever au moment de se coucher.

Quatre médecins essaient en vain, au moyen de sondes, de
refouler le dentier. — Trois semaines plus tard, la déglutition
restant toujours extrêmement pénible, tout-à-coup survinrent
de violentes quintes de toux suivies d'expectoration muco-
purulente. Le malade remarqua que cela se produisait chaque
fois qu'il prenait des aliments, surtout des aliments liquides.
Il lui devient impossible de prendre aucune nourriture.

Affaibli par plusieurs jours de jeûne, il se présente à l'Hôtel-

Dieu le 31 mai. *Il ne peut avaler ni salive ni liquides sans être pris de suffocation.*

Il souffre au niveau du sternum. L'haleine est fétide. « L'exploration de l'œsophage permet de constater la présence du dentier à 25 centimètres des arcades dentaires. Une radiographie confirme notre diagnostic qui est ainsi formulé : dentier implanté dans l'œsophage, ayant perforé la trachée et donné une fistule œsophago-trachéale. »

Œsophagotomie externe le 1er juin. L'œsophage est incisé en arrière et aussi bas que possible. « L'index gauche, plongédans le bout inférieur, bien au-dessous de la fourchette sternale, arriva sur le dentier que je cherchai à extraire au moyen d'une forte pince à séquestres. Ne pouvant y parvenir j'essayai de le fragmenter : ce fut impossible. Finalement je réitérai avec la dernière énergie mes efforts d'extraction, et je fus assez heureux pour enlever le dentier volumineux sans trop léser les tissus. Je mis dans la plaie une sonde à demeure par laquelle 1/4 de litre de lait fut injecté toutes les deux heures. » Suites assez simples : quelques quintes de toux seulement.

14 juin. — La plaie a un aspect excellent ; on enlève la sonde à demeure cervicale pour la faire passer par la bouche. Au bout d'une semaine on n'introduit plus la sonde qu'au moment des repas.

29 juin. — La plaie est complètement cicatrisée, le malade peut avaler la salive sans tousser. L'usage de la sonde est cependant continué.

4 juillet. — Le malade commence à prendre des aliments solides Seule, la déglutition des liquides occasionne *parfois* un peu de toux.

Le malade quitte le service complètement transformé. Disparition absolue de la toux.

OBSERVATION VI

Inédite

Due à l'obligeance de M. le Docteur Garel, 1890.

RÉTRÉCISSEMENT CANCÉREUX DE L'OESOPHAGE. — COMMUNICA-
TION DE CE CONDUIT AVEC LA TRACHÉE ET UNE CAVITÉ VOLU-
MINEUSE DU POUMON GAUCHE.

J. G., 47 ans, régleur sur papier, entre le 21 octobre 1890 à
l'hôpital de la Croix-Rousse, dans le service de M. le docteur
Garel.

Antécédents héréditaires. — Le malade ne connaît pas de cancéreux ni de gens atteints d'une affection analogue à la sienne
dans sa famille. Marié, femme bien portante.

Un enfant mort a 22 mois; un autre enfant en bonne santé.

Antécédents personnels. — Ne se rappelle avoir eu aucune
affection l'obligeant à s'aliter jusqu'en 1887. A cette époque il
eut une bronchite non accompagnée d'hémoptysie qui dura
trois mois. Il tousse depuis cette époque. En janvier 1890, il
contracta l'influenza et, depuis lors, il n'a jamais recouvré complètement la santé.

Il y a trois mois environ, il commença à éprouver de la difficulté à avaler la viande, puis les aliments solides en général.
Cet état s'accentua de plus en plus, et actuellement, les liquides
eux-mêmes passent difficilement et provoquent des accès de
suffocation. Jamais de vomissements.

Troubles de la phonation remontant à un mois; ils appa-
rurent brusquement pendant la nuit. Le malade se réveilla avec
la voix bitonale et un peu éteinte qu'il a actuellement.

Quelquefois apparaissent des accès de suffocation assez intenses, soit à l'occasion de l'ingestion d'un liquide, soit à l'occasion d'un mouvement. Les olives les plus fines ne peuvent passer.

Mort le 29 octobre, huit jours après l'entrée.

Autopsie. — *OEsophage.* — Les 2/3 supérieurs sont envahis par
un néoplasme mou, grisâtre, formé de bourgeons d'odeur
fétide.

L'œsophage communique largement avec la trachée par un

orifice mesurart environ 2 centimètres de hauteur sur 1 de largeur, et situé à deux travers de doigt au-dessous du cricoïde. Il communique, d'autre part, avec le poumon gauche par un orifice de la dimension d'une pièce de 50 centimes.

Poumon droit. — Quelques noyaux de généralisation cancéreuse.

Poumon gauche. — On trouve une cavité de la dimension d'un œuf de dinde, à parois irrégulières, grisâtres et sanieuses, en communication avec l'œsophage.

Ganglions. — La trachée est entourée de toutesparts de gors ganglions cancéreux, durs, qui, à gauche, forment une masse presque continue, depuis le hile du poumon jusqu'au larynx.

Dans l'intérieur de la trachée et de l'estomac on trouve une certaine quantité de sang noir.

Les autres organes sont sains.

INDEX BiBLIOGRAPHIQUE

Des observations qui ne sont pas rapportées dans le courant de ce travail

———

ARTUS. — Soc. Anat. 1874. Cancer œsoph. ulcéré communiquant avec une caverne gangréneuse du lobe infér. droit.

BÉHIER. — Cliniques. 12 cas nouveaux parmi lesquels 5 néoplasiques. 4 fois communication avec la trachée, 3 fois avec la bronche gauche, 1 fois avec la bronche droite, 1 fois avec une bronche non indiquée, 3 fois avec le poumon.

BERGER. — *Bull. de la Soc. de Chir. de Paris*, mars 1883. Cancer de l'œsoph. ayant perforé la trachée. Gastrostomie. Mort. Pas de péritonite.

BERBÈS. — Soc. Anat., 1884. Rétrécissem. cancér. de l'œsoph. Perforation de la trachée.

BESNIER. — Soc. Anat. 1866. Cancer de l'œsoph., ulcération ; foyer dans le médiastin postér.; perforation de la trachée.

BINET. — Soc. Anat., 1855. Dysphagie. Ulcération de l'œsophage; perforations faisant communiquer ce conduit avec la bronche gauche et la trachée.

BLEULAND. — Obs. anat. méd., etc., 1785, rapportée par Mondière *in* Arch. gén. de Méd. 1832. Dysphagie pour les liquides. Eructations continuelles. A l'autopsie : Rétrécissement cancéreux de l'œsoph. communiquant par une fistule avec une vaste caverne du poumon droit renfermant une matière semblable à du lait coagulé.

BOUDET. — Obs. rapportée par Vigla *in* Arch. gén. de Méd., 1846. Tuberculose pulmon. et ganglion.; trajet fistuleux faisant communiquer l'œsoph. et la bronche droite, renflé en une poche intermédiaire par où passe le pneumogastrique dissocié. Pas de rétréciss. de l'œsoph.

BOULLARD. — Soc. Anat., 1849. Rétréciss. de l'œsoph.; suffocation pendant l'alimentation et le cathétérisme. A l'autopsie : Communicat. fistuleuse avec la trachée.

BUCQUOY. — Soc. anat. 1855. Epithéliome avec globes épidermiques. OEsophagite folliculeuse. Vaste perforation de la bronche gauche. Hémorrhagie par ulcération d'une artère œsophagienne dilatée.

BRISTOWE. Trans. path. Soc. Lond., 1856, t. IX. Perforation de l'œsophage dans la bronche gauche, caverne gangréneuse au hile du poumon.

BRISTOWE. — *Eod. loco*, 1871, t. 22. Fistule trachéale d'origine cancéreuse; mort par ulcération de la carotide primitive gauche ; paralysie de la corde vocale gauche.

CARRIER. — Arch. gén. de Méd., 1831. — Rupture de l'œsophage dans le médiastin qui présente une vaste cavité sanieuse. Ulcération étendue du lobe inférieur du poumon droit, non creusée en cavité. Dysphagie, passage des boissons dans le poumon droit.

CASTLE. — *Med. News*, 1884. Perforation de l'œsophage et passage dans la trachée d'un dentier avalé 15 ans auparavant. '

CHALYBOEUS. — Deutsche Klinik, 1868. Un cas de cancer de l'œsophage ulcéré, suivi de perforation d'une caverne pulmonaire.

CHAVANIS. — *Loire Médic.*, 1888. Vaste ulcère simple de l'œsophage survenu chez un buveur forcené; perforation de la trachée. Le poumon gauche présente, au sommet, trois grandes cavités remplies de pus sanieux et, dans toute son étendue, une grande quantité de noyaux lobulaires de broncho-pneumonie. L'œsophage est disséqué par la suppuration du médiastin postérieur.

CLAUDITZ. — Thèse de Gœttingue, 1897. Deux cas de cancer de l'œsophage avec perforation de la trachée et des bronches.

CRÉQUI. — *Gaz. hebdom.*, 1861, t. 8. Quatre cas de perforation de la trachée et un cas de perforation du poumon, tous causés par la déglutition de corps étrangers.

Curling. — Trans. path. Soc. Lond., 1856, t. 9. Epithélioma. Perforation de la trachée. Trachéotomie.

Decaudin. — Soc. anat., 1874. Dysphagie ; suffocation immédiatement après la déglutition des liquides. Mort au milieu de phénomènes d'asphyxie progressive. Autopsie : rétrécissement cancéreux de l'œsophage, communiquant par une vaste perforation à la fois avec la trachée et les deux bronches. Gangrène pulmonaire au sommet droit et à la base gauche. Ramollissement et suppuration des ganglions médiastinaux.

Denonvilliers. — Soc. anat., 1837. Ulcération de l'œsophage, 7 cent. au-dessous du larynx ; communication avec la partie inférieure de la trachée ; tubercule ramolli entre les deux conduits. Masses tuberculeuses dans l'épiploon gastro-hépatique. Tuberculose des ganglions cervicaux.

Dolbeau. — Gaz. des Hôp., 1866. Rétrécissement cancéreux de l'œsophage ; communicat. avec la trachée.

Eras. — Die canalisations-stœrungen der Speisercœhre, Dissert. Leipzig, 1866. Sept cas de perforation de l'œsophage ; trois fois fistule œso-trachéale, deux fois fistule œso-bronchique, deux fois fistule œso-pulmonaire.

Freemann. — South East Hants med. Soc., 1887. Communication entre l'œsophage et la trachée par la pression de la canule.

Freudenhammer. — Dissertation, Berlin, 1873. Carcinome de l'œsophage, communication avec la bronche gauche.

Galais. — Gaz. des Hôp., 1864. Un cas de fistule œso-trachéale causée par la déglutition d'un corps étranger.

Gendron. — Arch. gén. de Méd., 1858. Un cas de fistule œso-trachéale.

Gerhardt. — Berlin. klin. Wochensch., 1868. Dysphagie. Accès de suffocation immédiatement après la déglutition des liquides ; au laryngoscope : paralysie complète de la corde vocale gauche ; plaque sombre sur la paroi postérieure de la trachée. Pendant le cathétérisme, l'air s'échappe à travers la sonde en produisant un gargouillement.

Autopsie. — Epithélioma pavimenteux de l'œsophage. Perforation de la trachée. Caverne secondaire au voisinage du hile du poumon droit. Hypertrophie des ganglions péri-œsophagiens.

GERHARDT. — *Würsb. med. Zeitschr.*, 1862. Fistule broncho-œso-phagienne.

GOLL. — Soc. des méd. de Zürich, 1878. Ulcère perforant de l'œsophage ouvert dans la trachée.

GORDON. — *Dublin Hosp. Gaz.*, 1855. Ulcération de l'œsophage, communication fistuleuse avec le poumon droit. Pneumo-thorax.

GOSSELIN. — Soc. anat., 1838. Dysphagie. Toux convulsive à la déglutition de la moindre parcelle alimentaire solide ou liquide. Pendant le cathétérisme, l'air était chassé à chaque expiration par l'extrémité supérieure de la sonde.
Autopsie. — Rétrécissement et ulcération cancéreuse de l'œsophage ; communication avec la trachée.

GREENE. — Treatise on the diseases of the air passage, New-York, 1849. Arch. gén. de Méd., 1849. Dysphagie et aphonie anciennes. Toux violente avec dyspnée et suffocation ; mort très rapide.
Autopsie. — Cancer œsophagien ulcéré ; perforation œso-bronchique gauche. OEdème des replis aryténo-épiglotti-ques. Tuberculose du sommet gauche.

GREENHOWE. — Trans. path. Soc., London, 1871. Cancer de l'œsophage avec ouverture fistuleuse dans la trachée.

HABERSHON. — *Guy's Hosp. Rep.*, 1856. 1º Cancer épithélial de l'œsophage communiquant avec la trachée ; 2º Carcinome de l'œsophage, *idem*.

HANOT-PARMENTIER. — Arch. gén. de Méd., 1889. Perforation de la bronche gauche par un cancer œsophagien. Broncho-pneumonie.

HARTUNG. — *Hufelands Journ.*, 1838, et *Schmidt's Jahrb.* Fistule œso-trachéale.

HAY. — Trans. med. chir. Soc. Edinb., 1824. Rapportée par Vigla. Dysphagie. Vaste abcès du poumon droit contigu et adhérent à la trachée et à l'œsoph. Perfor. faisant communiquer l'œsoph. avec la trachée et la bronche droite. Ganglions péri-œsophagiens hypertrophiés, comprimant le cardia.

HEYDENREICH. — Soc. médic. de Nancy, 1894. Carcinome, fistule œso-trachéale.

HOLMES. — Trans. path. Soc.,1877.Rétréciss.presque infranchissable de l'œsophage. Mort par ulcération perforante de la trachée.

KEIR.— Médic. communications,1784. Rapporté par Vigla. Dysphagie par pénétration des aliments dans les voies respiratoires. Ulcération de l'œsophage communiqu.nt avec une caverne gangréneuse du poumon droit. Perforation œso-trachéale. Pas de rétrécissement de l'œsoph. Grande quantité de pus dans l'estomac.

KNIE. — Centralblatt f. Chir., 1883. Gastrostomie pour rétrécissement cancér. de l'œsoph. Mort 36 heures après l'opération ; le cancer avait ulcéré la bronche gauche.

LABORDE. — Soc. de Biol., 1859. Rétrécissement du cardia par un encéphaloïde. Communicat. de l'œsoph. avec trois cavernes sanieuses du lobe infér. du poumon gauche.

LABORDE. — Eodem loco. Dysphagie, toux, dyspnée. Mort dans l'asphyxie. Encéphaloïde du 1/3 supér. Large perforat. œso-trachéale.

LEBLOND. — Thèse Paris, 1824, no 53. Enfant de 3 ans. La déglutition des liquides provoque des quintes de toux. Mort dans la cyanose.

Autopsie. — Perforation de l'œsophage communiquant avec l'origine de la bronche droite; poche intermédiaire. Pneumonie des lobes inférieurs des deux poumons. Tubercules dans le lobe inférieur du poumon gauche. Ganglions trachéo bronchiques tuberculeux. Pas de rétrécissement de l'œsophage.

LEECH.— Lancet, 1895. Accès du dyspnée. Dysphagie ; le malade ne pouvait avaler une goutte d'eau sans être pris de violentes quintes de toux.

Autopsie. — Epithélioma à la partie moyenne de l'œsoph.avec large perforat. de la trachée.

LEECH. — Eodem loco. Perforat. de l'œsophage dans l'aorte et le poumon droit au cours d'une fièvre typhoïde.

LEROUX. — Soc. Anat. 1877. Epithélioma lobulé de l'œsoph· Rétrécissement. Fistule œso-bronchique gauche.La muqueuse de la trachée est ramollie, verdâtre et présente une odeur infecte.

Maas. — *Berlin. Klin. Wochensch.*, 1894. Cancer au niveau de la bifurc. des bronches. Vaste caverne du lobe infér. du poumon droit, contenant des aliments, du vin, etc., communiquant avec l'œsophage par une fistule du calibre d'une plume d'oie.

Mackenzie. — Trans. path. Soc. Lond., 1869. Ulcère de l'œsophage perforé dans la trachée et qu'on croyait ne pas être cancéreux.

Marcano. — Soc. anat., 1873. Epithélioma de l'œsophage, de la trachée et du corps thyroïde. Fistule œso-trachéale par où n'ont pas passé d'aliments pendant la vie.

Martin. — Soc. Anat., 1895. Cancer de l'œsophage ouvert dans la trachée.

Martin Dürr. — Soc. Anat., 1891. Cancer de l'œsophage, ouverture dans la bronche gauche.

Martius. — *Charité Annalen.*, 1887. Carcinome de l'œsophage au voisinage du cardia. Pneumonie ulcéreuse et pleurésie chronique du côté droit. Communication de l'œsophage avec une cavité du lobe inférieur du poumon droit par l'intermédiaire d'une grosse bronche. Noyau de cerise dans la caverne pulmonaire.

Moutard-Martin. — Biblioth. médicale, 1811. Rétrécissement de l'œsophage par un squirrhe ulcéré. Communication de cet organe avec une vaste cavité gangréneuse du poumon droit. Au-dessus de l'ouverture de communication, le calibre de l'œsophage était tellement rétréci que les aliments avaient plus de facilité à passer dans la cavité pulmonaire qu'à suivre le reste du trajet de l'œsophage.

Mouton. — Soc. Anat., 1874. Déglutition d'un liquide caustique (eau seconde). Mort 2 mois 1/2 après, par formation d'un rétrécissement cicatriciel. — Autopsie : au-dessus du rétrécissement se voit l'ouverture d'un trajet fistuleux qui conduit dans une vaste cavité purulente périœsophag. étendue jusqu'au diaphragme. Cette cavité comprend une certaine portion du poumon droit qui est ulcéré. La bronche gauche est perforée et s'ouvre également dans le foyer purulent. Noyaux de pneumonie dans le lobe inférieur du poumon droit. Ganglions bronchiques enflammés.

MURCHISON. — Trans. path. Soc. Lond. 1869. Cancer de l'œsoph.
avec ouverture fistuleuse dans la trachée.

NEWMANN. — *Glasgow med. Journ.*, 1891. Rétrécissement cicatriciel de l'œsoph. Gastrostomie. Toux après chaque ingurgi-
tation de liquide. Mort. Fistule trachéo-œsophagienne.

NIEHANS. — *Corresp. Blatt. f. Schweiz. Aerzte*, 1887. Gastrostomie
pour rétrécissement canc. de l'œsoph. Fistule trachéo-œsophagienne. Mort de pneumonie secondaire.

OBERNIER. — *Berlin. Klin. Wochensch.*, 1866. Perforation de
l'œsoph. dans la bronche gauche.

OMBRÉDANNE. — Soc. Anat., 1895. Cancer de l'œsoph. et de l'estomac. Fistule trachéo-œsoph.

PATRIDGE. — *Med. Times and Gaz.*, 1866. Rétrécissement carcino-
mateux de l'œsophage, fistule trachéo-œsophagienne. Trachéotomie.

PFEUFER. — *Zeitsch. f. rat. Med.*, t. 3. Arch. gén. de Méd. 1848.
Hémorrhagie foudroyante par ulcération carcinomateuse de
l'aorte. Perforation œso-trachéale.

PIORRY. — Rapportée par Duriau. Soc. Anat., 1857. Dysphagie.
Le malade prétend que toutes les fois qu'il boit, il avale de
travers. Diagnostic porté : ulcérations laryngées chroniques.
Autopsie : rétrécissement cancér. de l'œsoph. ; deux ulcérations perforantes communiquant l'une avec la trachée, l'autre
avec la bronche gauche.

PROOST. — Soc. Anat., 1854. Dysphagie pour les solides et les
liquides. Mort. Fistule œsophagienne s'ouvrant en avant
dans une cavité enkystée, reste probable d'un ancien abcès.
Cette cavité est située entre les deux bronches et communique avec chacune d'elles.

J. RENAUT. — Soc. Anat., 1873. Aphonie ancienne, puis dysphagie. Mort d'hémoptysie foudroyante. Carcinome de l'œsophage englobant le récurrent. Ulcération faisant communiquer l'œsoph. et la trachée. La tumeur avait bourgeonné au
niveau de cette ulcération et faisait saillie dans la trachée
au-dessous du larynx.

ROBERT. — Soc. Anat., 1880. Rétrécissement épithéliomateux de
l'œsophage. Perforation de la trachée et de la plèvre droite.

SALNEUVE. — Soc. Anat., 1852. Rétrécissement non cancéreux
de la partie tout à fait supérieure de l'œsophage. Au-dessous

de ce rétrécissement, il y a deux ulcérations de nature cancéreuse (examen de Lebert) ; l'une a perforé la trachée (poche intermédiaire) ; l'autre s'est ouverte dans le médiastin. Introduction de corps étrangers alimentaires dans la trachée et dans les bronches. Hépatisation des deux sommets.

SAUSSIER et CARTERON. — Mém. Acad. Méd. de Paris, 1871. Observation de fistule œsophago-trachéale.

SAVRILL. — Soc. Anat., 1887. Cancer de l'œsophage ; fistule œsophago-pulmonaire conduisant à une cavité gangréneuse du lobe inférieur droit.

SCHNEIDER. — Berl. Klin. Wochensch., 1868. Fistule broncho-œsophagienne.

SMITH. — London Med. journ., t. 9. — Dysphagie remontant à un an ; mort dans l'asphyxie. — Autopsie : cancer du 1/3 supérieur de l'œsophage ; fistule faisant communiquer cet organe avec la trachée qui est pleine des liquides que la malade avait déglutis.

STOCKWELL. — British Med. Journ., 1882. Dysphagie ; tout essai d'avaler est suivi de secousses de toux terribles. Mort. — Autopsie. Epithélioma établissant une communication avec la bronche gauche. Pneumonie.

SUZANNE. — Journ. de Med. de Bordeaux, 1884. Cancer de l'œsophage, perforation des bronches par propagation.

THOMAS. — Rev. Med. Suisse romande, 1897. Cancer latent de la partie inférieure de l'œsophage ayant perforé l'aorte et communiquant avec le poumon.

TRAUBE. — Gesammelte Beitr. z. path., etc., 1871. Communication entre l'œsophage et la trachée.

VELIAMINOFF. — Chir. Westnick, 1885. Cancer de l'œsophage. Gastrostomie. Par erreur c'est le côlon qui est ouvert. Nouvelle intervention deux mois plus tard. Mort de gangrène pulmonaire par suite de la formation d'une fistule œsobronchique.

VERNOIS. — Soc. anat., 1835. Cancer ulcéré de la partie moyenne de l'œsophage ; communicat. avec la bronche gauche. — Végétations volumineuses obstruant l'œsophage.

VERRIEST. — Ann. Soc. méd. chir. de Bruges, 1848. — Observation d'une fistule trachéo-œsophagienne.

VIGLA. — Arch. gén. de Méd. 1846. — Dysphagie. — Passage fréquent des boissons dans les voies aériennes. Symptômes de phtisie pulmon. et laryngée. — Mort par inanition et fièvre hectique. – Autopsie : rétrécissem. cancér. de l'œs. qui communique avec une volumineuse caverne du lobe supér. du poumon droit, qui ne présente pas d'odeur gangréneuse. La bronche principale du lobe supérieur vient s'ouvrir dans ladite caverne. — Bronchite capillaire et noyaux circonscrits d'hépatisation dans les deux poumons. Ganglions bronchiques volumineux et mous.

WEINLECHNER. — Bericht der Krankenanstalt. Rudolf Stiftung, 1879. Rétrécissement de l'œsophage à la suite de la déglutition d'une solution concentrée de potasse. Perforation de l'œsophage suivie d'un épanchement pleural qui guérit totalement.
Autopsie. -- Cavité suppurante péri-œsophagienne en communication avec l'œsophage et qui avait dû aussi communiquer avec les bronches pendant la vie.

WERNER. -- *Zeitschr, f. Wundaerzte und Geburtshülfe,* 1869. Encéphaloïde de l'œsophage avec perforation de la trachée.

WILKS. — Trans. path. Soc. Lond., 1854. Ulcération de l'œsophage communiquant avec la trachée.

WARD. -- *Eod. loco,* 1846. Rétrécissement de l'œsophage terminé par ulcération de la trachée.

WIPHAM. — *Med. Times and Gaz.* 1874. Epithélioma de l'œsophage ouvert dans la trachée.

WREDE. — Thèse de Kiel 1897. Cancer de l'œsophage avec ouverture dans une bronche.

BARRET. — *Lancet,* 1847. Abcès entre l'œsophage et la trachée, ouvert dans ces deux conduits. — Destruction du récurrent.

BARRY.— *Med. News,* 1885. Hémorrhagie mortelle par ouverture de la veine cave supérieure dans une bronche. Fistule trachéo-œsophagienne étroite. Ganglions bronchiques caséeux.

BOUDET. — Obs. rapp. par Vigla, *in* Arch. gén. de Méd., 1846. Tuberculose pulmonaire et ganglionnaire ; trajet fistuleux faisant communiquer l'œsophage et la bronche droite, renflé en une poche intermédiaire où passe ·le pneumogastrique dissocié.

Boudet. — *Eod. loco.* Scarlatine suivie de symptômes de pneumonie fébrile et, plus tard, de symptômes de phtisie pulmonaire. Mort.

Autopsie. — Gangrène du lobe inférieur du poumon droit, dont une cavité communique avec l'œsophage par quatre perforations.

Bouveret. — Soc. Anat., 1877. Enorme tumeur abdominale propagée au médiastin postérieur et à l'œsophage. Perforation cancéreuse de l'œsophage dans une cavité du poumon droit, et de celle-ci dans la plèvre.

Cartier. — Annales des mal.de l'oreille,1876.Carie du larynx. Trois trachéotomies successives pour accès de suffocation. Production, six ans plus tard, d'une large perforation de l'œsophage et de la trachée, déterminée par la canule laissée à demeure pendant tout ce temps.

Courvoisier. — *Corr. Blatt f. Schweiz. Aerz.* 1877. Cancer de l'œsophage. Gastrostomie. Mort. Fistule trachéo-œsophagienne étroite passée inaperçue pendant la vie. Pas de péritonite

Galliard. — Soc. médic. des Hôp., 1896. Fistule œso-pulmonaire à droite, compliquant un épithélioma de l'extrémité inférieure de l'œsophage thoracique. Expectoration alimentaire. Propagation à l'estomac. Gastrorrhagie. Mort. Cavités dans le lobe inférieur du poumon droit. Pas de rétrécissement de l'œsophage.

Ganzinotty. — Broch. Nancy, 1886. Epithélioma de la partie moyenne de l'œsophage. Perforation de la trachée et de la bronche gauche. Le malade étouffe dès qu'il avale une seule goutte d'eau. Mort subite. Pneumo-gastrique englobé dans la tumeur. Pas de lésions pulmonaires importantes.

Habershon. — *Guys Hosp. Rep.*, 1856. Anévrysme de l'aorte ascend. rompu dans le péricarde. Sphacèle localisé de l'œsophage et de la bronche gauche ; fistule œso-bronchique. Il n'y avait pas d'autres causes à ce sphacèle que la compression exercée par le sac anévrysmal.

Habershon. — *Eod. loco*, 1858. Dyspnée ; trachéotomie. Dysphagie extrême pour les liquides. Le malade refuse de rien prendre pendant 4 jours. Gastrostomie. Mort de péritonite.
— Autopsie : épithélioma, fistulette étroite sous le cricoïde.

KEBBEL. — *Lancet*, 1875. Rétrécissement probablement cancéreux de l'œsophage. Communication de cet organe avec la
bronche gauche et la trachée.

KOERNER. — *Deutsche Arch. f. Klin. med.* 1885. Compression de
l'œsophage par des ganglions bronchiques hypertrophiés.
Dysphagie pour les liquides. Fistule œso-bronchique. Pas
d'autopsie.

KOERNER. — *Eod. loco.* Rétrécissement cicatriciel de l'œsophage. Fistule œso-bronchique droite avec poche intermédiaire. Broncho-pneumonie.

PROUST. — Soc. Anat., 1862. Fistule œso-bronchique droite ;
début de fistule œso-médiastine. Origine indéterminée.
Mort de pneumonie.

RAIMBERT. — Soc. Anat., 1837. Cancer de l'œsophage. Fistule
œso-trachéale. Caverne pulmonaire contiguë et adhérente à
l'œsophage, mais sans communication avec lui.

RENARD. — Rec. de Mém. de méd. milit., 1867. Perforation de
l'œsophage sans cancer ni rétrécissement. Communication
avec la bronche gauche. Suffocation pendant le cathétérisme. Dysphagie. Mort. — Autopsie : Vaste caverne gangréneuse dans le lobe inférieur du poumon droit, non en communication avec l'œsophage.

TEISSIER J. — *Annales des mal. de l'or.*, etc., 1885. Ataxie loco-
motrice progressive. Mort dans le coma. — Autopsie : lésions
macroscopiques de l'ataxie dans la moelle. Perforations des
valvules pulmonaires. Large perforation faisant communiquer la trachée et l'œsophage. Pneumonie. Bronches remplies d'aliments liquides, jaunâtres, granuleux. « Mal perforant de l'œsophage et de la trachée » de nature trophoné-
vrotique, suivant M. le professeur Teissier.

YOUNG. — *Edinb. med. Journ.*, 1878. Rétrécissement de l'œsophage
par épithélioma. Mort. Perforation de la bronche gauche non
diagnostiquée pendant la vie. Pneumonie. Les liquides
déglutis parvenaient à gagner l'estomac si le malade avalait
prudemment.

X. — Arch. gén. de méd., 1838. Double perforation œso-trachéale,
due à l'ulcération tuberculeuse des ganglions péritrachéaux.
Violents efforts de toux au moment de la déglutition. Mort de
phtisie. Cavernes pulmonaires. L'un des trajets fistuleux est

direct, l'autre obliquement creusé dans la paroi œsophagienne.

CARRINGTON. — Trans. path. Soc. Lond., 1885. — Ulcère simple
de l'œsophage ouvert dans la trachée. Bronchite purulente.
Broncho-pneumonie gangréneuse.

GANGOLPHE. — Soc. des Sciences Méd. de Lyon, 1895. Dentier
avalé. Fistule œso-bronchique gauche. Mort d'hémorrhagie

GAREL. — Revue hebdom. de laryngol. 1896., Un cas de fistule
œsophago-trachéale probablement consécutive à un abcès
péri-œsophag. d'origine puerpérale. Pas d'infection pulmonaire. Guérison spontanée. Le bourrelet fistuleux était visible
au laryngoscope.

LEICHTENSTERN. — Deutsche med. Wochensch, 1891. Chalicose
pulmonaire et ganglionnaire. Médiastino-péricardite. Deux
diverticules par traction, dont l'un ouvert dans une cavité
gangréneuse du lobe supérieur du poumon gauche.

MAY. — British med. Journ., 1887. OEsophagotomie pour extraire
un sou avalé 4 ans auparavant. Fistule broncho-œsophag.
probablement à droite ; au moment ou on enlève le sou un
gargouillement se fait entendre, indiquant une communication avec les voies aériennes. Guérison.

MORITZ. — Revue de Laryngol., 1895. Un cas de large destruction
ulcéreuse de la paroi postérieure de la trachée (4 cent.),
avec perforation de l'œsophage. Origine syphilitique probable. Début probable par la trachée. Absence de pneumonie
d'absorption. Stridor inspiratoire.

PART. — Trans. path. Soc. Lond., 1857. Ulcération de l'œsophage communiquant avec la bronche droite et avec une
cavité du sommet du poumon droit. Ulcère simple ?

PATERSON. — Edinb. med. Journ. — 1849. Fistule trachéo-œso-
phag. chez une petite fille, causée par la déglutit. d'une petite soucoupe métallique. Mort.

PONCET et BÉRARD. — Bull. Acad. de Méd., 1896. Foyer actinomycosique de la paroi antér. de l'œsophage. Fistule trachéo-
œsoph. Avivement et suture de la perforation trachéale après
large trachéotomie. Guérison.

ZENKER et ZIEMSSEN. — Ziemssen's Handbuch, 1878, p. 120

Cancer ulcéré. Communication entre l'œsoph. et une caverne du lobe inférieur du poumon droit.

ZENKER et ZIEMSSEN. — *Eod. loco*, p. 145. Mal de Pott dorsal. OEsophagite phlegmoneuse guérie. Cavités purulentes entre la trachée et l'œsophage (médiastinite caséeuse) ; perforation œso-trachéale. Tuberculose miliaire autour de l'orifice de perforation. Adénopathie trachéo-bronchique.

CHAPITRE VI

PRONOSTIC ET TRAITEMENT

Nous n'aurons pas à insister longuement sur le pronostic ; il est des plus sombres.

Qu'il nous suffise de dire que parmi les assez nombreux cas que nous avons pu réunir, nous n'en avons trouvé que 4 qui se soient terminés par la guérison ; ce sont ceux de MM. Garel, Gangolphe, Poncet et May.

Nous devons, d'ailleurs, ici établir une distinction importante entre les différents cas : la fistule n'est, le plus souvent, qu'une *complication*, c'est-à-dire le résultat qu'on peut considérer comme accidentel d'une affection œsophagienne, péri-œsophagienne ou trachéale.

Le pronostic général se compose donc de deux facteurs :

a) Le pronostic de l'affection causale ;

b) Le pronostic de la complication.

Or, le pronostic de l'affection causale est des plus variables ; le cancer de l'œsophage est, en lui-même,

fatalement mortel, et la production d'une fistule ne
fait que rapprocher l'issue fatale. Ce n'est donc pas
aux cas néoplasiques que nous devrons avoir
recours pour établir le pronostic exact des fistules
œso-trachéales, bronchiques ou pulmonaires prises
en elles-mêmes. c'est plutôt aux cas inflammatoires
ou traumatiques.

Mais, même en ne comprenant que ces derniers
cas, la mortalité reste très élevée.

Nous pensons que ce pronostic devra s'améliorer
beaucoup dans la suite en ce qui concerne les fistules dues à des corps étrangers. Celles-ci sont de
beaucoup les plus intéressantes au point de vue de
la pratique chirurgicale et nous estimons qu'une thérapeutique rationnelle pourra, dans des cas de cette
nature, arriver à sauver bien des malades fatalement
voués à la mort. C'est ce que fit M. le professeur
agrégé Gangolphe dans son cas si instructif.

Nous étudierons successivement : 1º La conduite
à tenir dans les cas néoplasiques ; 2º La conduite
à tenir dans les perforations dues à des corps étrangers.

Chez les cancéreux la production d'une fistule,
ajoute encore un supplice de plus au long calvaire
que gravit le malade. Depuis longtemps déjà, le
malheureux ne peut manger à sa faim ; les aliments
solides sont invariablement arrêtés par la stricture
et bientôt rejetés ; les liquides seuls continuent à
passer, et constituent avec des bouillies claires l'alimentation habituelle du malade. Eh bien, lorsque la
fistule vient à se produire, cette maigre alimentation

elle-même est refusée au patient, et les accès de suffocation sont si pénibles qu'il préfère ne pas manger que de s'y exposer.

Le malheureux est donc, à brève échéance, menacé de mourir de faim. Que faut-il faire ?

L'alimentation à la sonde est ici des plus dangereuses, car cet instrument peut, à un moment donné, faire une fausse route dans le tissu plus ou moins friable du néoplasme et le malade court immédiatement un grave danger : la sonde s'est-elle engagée dans la fistule, les aliments injectés dans le poumon, pourront amener la mort subite du malade.

Mais ce n'est pas tout ; l'instrument pourra encore aller blesser un des nombreux et importants organes qui occupent le médiastin.

Si, notamment, l'aorte participe au processus, ce vaisseau pourra être ouvert à la suite de cathétérismes répétés, et une hémorrhagie foudroyante en résultera. En résumé, l'alimentation par la sonde, est une opération dangereuse qui fait courir au malade des risques immédiats, et qui expose en même temps, d'une façon particulière, la réputation du médecin. Toutes les fois qu'on y aura recours, les manœuvres devront être des plus modérées, la violence ne devra, en aucune façon, y être employée.

En fait d'alimentation par les voies naturelles, deux procédés nous paraissent devoir être retenus, bien qu'ils puissent également offrir des inconvénients : ce sont la sonde *à demeure*, comme l'ont préconisée MM. Pollosson, Garel, Gangolphe, Bouveret, Kirmisson, etc., et l'œsophago-tubage suivant la méthode de Symonds. Ce dernier procédé est, cela est vrai, d'un emploi difficile et n'arriverait pas toujours à obturer la fistule : il faudrait, pour cela, que celle-ci siège au niveau même du rétrécissement.

L'alimentation par la voie rectale, malgré son peu d'efficacité, ne devra pas être absolument négligée.

Une autre catégorie de procédés, consistera à alimenter le malade par une bouche artificielle, œsophagienne si l'affection siège assez haut, ce qui est extrêmement rare, plus souvent stomacale.

Nous n'avons pas à discuter ici la valeur de l'opération de la gastrostomie dans le cancer œsophagien. C'est évidemment une opération grave et, malgré l'abaissement progressif de la mortalité opératoire (18 % dans la dernière statistique de Mickulicz), on conçoit que l'hésitation soit possible. Certains auteurs repoussent absolument cette opération, en se basant sur le dilemme suivant : ou bien la maladie est peu avancée et l'opération est inutile, parce que le malade peut vivre sans gastrostomie ; ou bien la maladie existe depuis longtemps et l'opération est inutile parce que le malade va mourir.

Mais revenons à notre sujet. Nos malades sont dans des conditions un peu spéciales ; ce ne sont plus simplement des cancéreux : la production d'une fistule œsophagienne communiquant avec les voies aériennes crée immédiatement des indications pressantes, et cela chez des malades qui, souvent, en l'absence de cette complication, auraient encore plusieurs mois à vivre.

Ces malades sont, à brève échéance, menacés d'inanition, il faut absolument les nourrir.

La complication fistuleuse ne survient, en effet, pas forcément dans les derniers temps de l'évolution du cancer ; elle peut être relativement précoce, par suite de circonstances plus ou moins fortuites, tenant au siège du néoplasme.

Nous estimons que l'indication de la gastrostomie sera, dans ces cas, suffisamment nette pour qu'on y ait recours sans hésitation. Mais il faudra tenir grand compte de l'état général du malade qui devra être en état de faire les frais de l'opération.

Au total, le traitement des fistules d'origine cancéreuse se réduit à un traitement palliatif et se résume dans le problème de l'alimentation du malade malgré la stricture, s'il en a une, et malgré sa fistule.

Nous arrivons maintenant aux fistules occasionnées par la pénétration et le séjour de corps étrangers dans l'œsophage. Les indications sont ici des plus nettes. Il y aura, si l'on veut, un traitement préventif ; il faut, avant la production de toute complication fistuleuse, exhorter le malade à faire extraire son corps étranger et, au besoin, lui forcer la main ; en tous cas, lui faire envisager les dangers sans nombre auxquels l'expose le séjour de cet hôte dangereux.

Mais le malade a refusé toute opération et revient nous trouver porteur d'une fistule ; la déglutition des liquides provoque des accès de suffocation. Eh bien, l'indication est restée là même, mais elle est devenue plus impérieuse car le parenchyme pulmonaire est gravement menacé par les pénétrations alimentaires ; la nutrition générale elle-même sera bientôt touchée par le défaut d'aliments, des complications septiques peuvent éclater, etc.

Il faut donc extraire à tout prix le corps étranger. Malheureusement l'opération sera souvent rendue difficile par l'existence de la périœsophagite qui ne manque pas de se produire dans ces circonstances, et qui crée des adhérences dangereuses avec les organes importants du voisinage.

Supposons le corps étranger extrait, et cela sera le plus souvent possible, même pour ceux de la portion intrathoracique de l'œsophage, grâce à la gastrostomie et peut-être aussi à l'œsophagotomie médiastinale. Quelle devra être la conduite post-opératoire?

Le trajet fistuleux est maintenant d'autant plus largement ouvert que le corps étranger n'y remplit plus son rôle obturateur et que la paroi œsophagienne se trouve plus ou moins parésiée par la distension prolongée qu'elle a subie à ce niveau. Il faut éviter tout ce qui est de nature à entraver la rétraction cicatricielle de la fistule et, avant tout, le contact des aliments.

Cette indication sera parfaitement remplie par l'emploi de la sonde œsophagienne à demeure si l'on a opéré par la voie cervicale ou par l'utilisation de la bouche stomacale si l'on a employé la gastrostomie.

La cicatrisation du trajet fistuleux se fera, le plus souvent, avec une grande rapidité, témoin le cas bril-

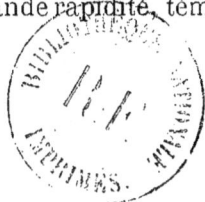

lant de M. le professeur agrégé Gangolphe, que
nous avons pu suivre personnellement. En moins
d'un mois le malade fut rendu à son état normal.

Ce n'est que dans des cas absolument exception-
nels qu'on pourra imiter la conduite hardie de M. le
professeur Poncet. Cet habile opérateur, en présence d'une fistule œso-trachéale actinomycosique
de la région cervicale, a pu la traiter directement
et pour ainsi dire à ciel ouvert, au moyen d'une
large trachéotomie. La perforation trachéale étant
avivée à la curette, fut réunie par suture et le succès
opératoire fut complet.

Le traitement général ne devra pas être négligé,
surtout dans les cas qu'on pourra soupçonner être
sous la dépendance d'une diathèse.

Dans les cas congénitaux la gastrostomie, malgré
sa gravité dans de pareilles circonstances, est la seule
thérapeutique rationnelle ; on utilisera aussi les
lavements alimentaires.

Enfin on pourra avoir à faire un traitement en
quelque sorte préventif : chez les sujets porteurs
par exemple de diverticules, ou de rétrécissements
cicatriciels, il sera bon de prévenir la production
des ulcérations de la paroi œsophagienne, et cela
en évitant, autant que faire se pourra, la stagnation
alimentaire.

On ordonnera dans ce but, suivant la pratique
recommandée par Zenker, et qui ne peut manquer
d'être excellente, de balayer la cavité de dilatation
après chaque repas au moyen de boissons abondantes et même antiseptiques.

CONCLUSIONS

1º L'œsophage est susceptible, soit dans certaines malformations congénitales, soit au cours de certaines affections œsophagiennes, péri-œsophagiennes ou (très rarement) trachéales, d'acquérir des communications anormales avec les différentes parties des voies aériennes (fistules œso-trachéales, œso-bronchiques, œso-pulmonaires).

2º Les cas congénitaux concernent toujours des communications de l'œsophage avec la trachée.

Ils s'expliquent nettement par un défaut de segmentation du tube pharyngien primitif, c'est-à-dire par un manque de développement de la cloison œso-trachéale.

3º Les cas acquis peuvent être liés à une cause purement locale (traumatismes, corps étrangers, actinomycose), ou bien être une complication locale d'un état général (scarlatine, fièvre typhoïde, puerpéralité) ou diathésique (cancer, tuberculose, syphilis).

4º Le cancer œsophagien est de beaucoup la cause
la plus fréquemment invoquée. Viennent ensuite les
affections inflammatoires aiguës ou chroniques
péri-œsophagiennes, et principalement la caséifi-
cation des ganglions péri-trachéo-bronchiques. En
troisième lieu, par ordre de fréquence, doit être
placée la déglutition de corps étrangers. Comme
causes rarement signalées nous avons rencontré :
la rétrécissement cicatriciel, le diverticule par traction, la compression exercée par une poche anévrysmale, l'ulcère simple, la syphilis, l'actinomycose
de l'œsophage, et peut-être les troubles tropho-
névrotiques de l'ataxie.

5º La trachée est, à elle seule, aussi fréquemment
intéressée que tout le reste de l'appareil respiratoire.

L'affection offre une prédilection marquée pour la
bronche gauche et le poumon droit. L'anatomie
normale explique ces diverses particularités.

6º Le trajet fistuleux est, assez fréquemment, renflé
en une poche intermédiaire, indiquant le plus souvent une origine ganglionnaire.

7º La bronchite purulente, la broncho-pneumonie
et la gangrène pulmonaire sont des complications
fréquentes. Dans les perforations œso-pulmonaires
le parenchyme est presque toujours creusé de cavités ulcéreuses dues au contact *direct* des aliments.

8º Les symptômes propres à la communication
anormale sont : a) ceux du passage des aliments
dans les voies aériennes; b) ceux du passage de l'air
dans l'œsophage.

9° Le symptôme le plus constant est la suffocation qui suit de près les tentatives d'alimentation. Il en résulte une dysphagie parfois absolue. Celle-ci offre le caractère d'être élective, bien plus marquée pour les liquides que pour les solides.

La valeur de ce signe est loin d'être absolue. Il manque assez souvent dans les fistules œso-pulmonaires et peut exister, par contre, en dehors de toute fistule.

10° Le pronostic se compose de deux facteurs :

a) Pronostic de l'affection causale;

b) Pronostic de la complication fistuleuse.

Il est absolument fatal dans le cancer, moins sévère dans les cas traumatiques et inflammatoires, à condition qu'une thérapeutique rationnelle ait été instituée.

11° Dans les cas de fistules produites et entretenues par la présence d'un corps étranger, l'indication fondamentale est d'extraire celui-ci.

Dans le cancer, le traitement, tout palliatif, consistera à assurer l'alimentation soit par la sonde, soit par la gastrostomie.

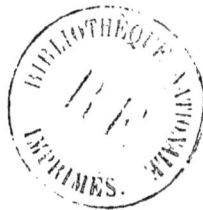

7°.875. — Anc. imp. A. Waltener. — P. Legendre et Cie, Suc. — Lyon.